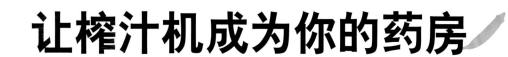

让榨汁机成为你的药房

（日）蒲原圣可 / 文

殷环宇 / 译

U0247600

蔬果汁疗法

2分钟速成，效果立竿见影

"对症下药"的350种蔬果汁配方

浙江科学技术出版社

蔬果汁疗法！！2分钟速成，效果立竿见影「对症下药」的350种蔬果汁配方

目 录

第1章

一杯蔬果汁，增强体质

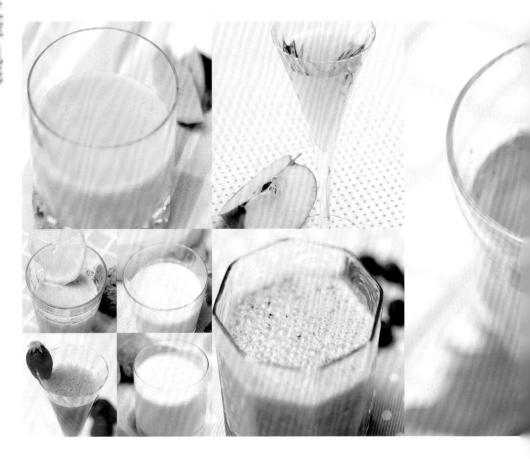

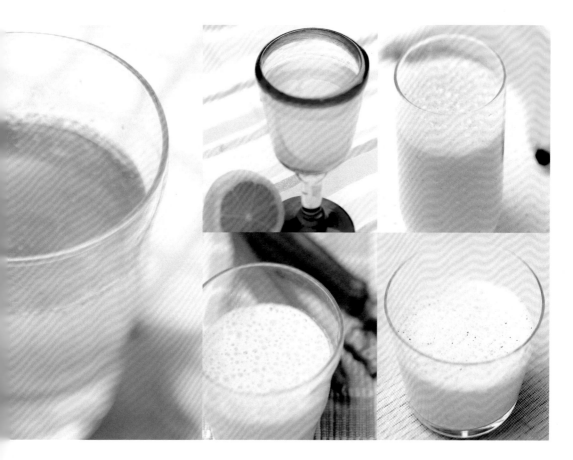

第2章
一杯蔬果汁，预防生活习惯病

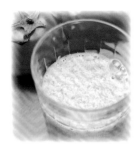

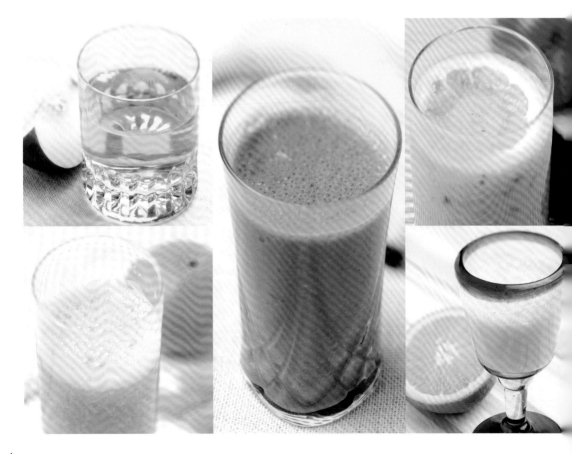

健康小故事

富含儿茶酚的果汁

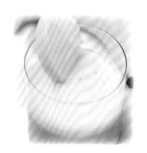

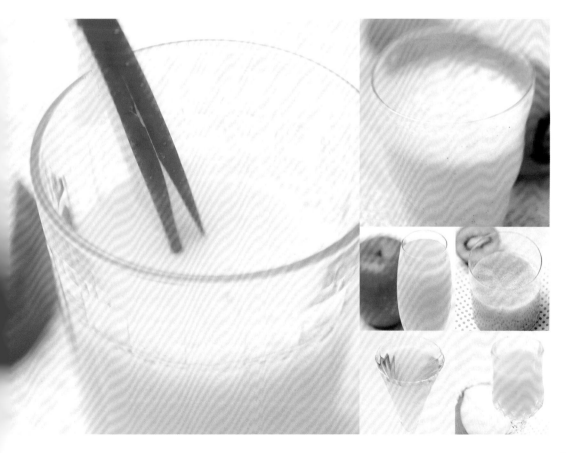

第3章
一杯蔬果汁，锻造抗癌体质

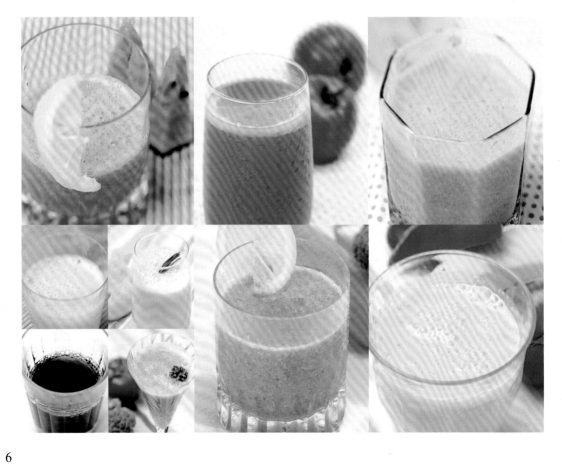

第4章
一杯蔬果汁，治疗肠胃、肝脏疾病

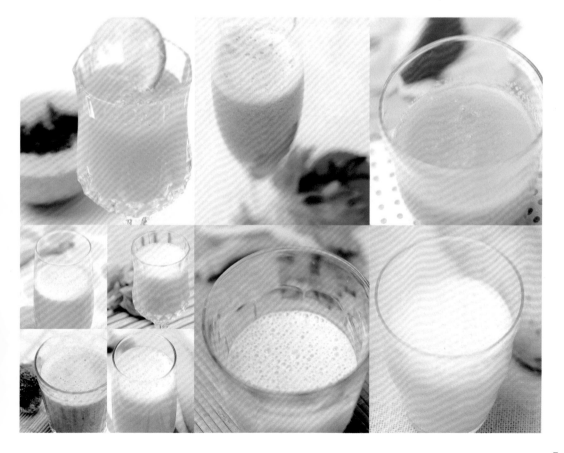

第5章
一杯蔬果汁，治疗女性疾病

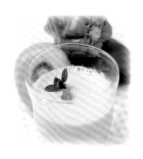

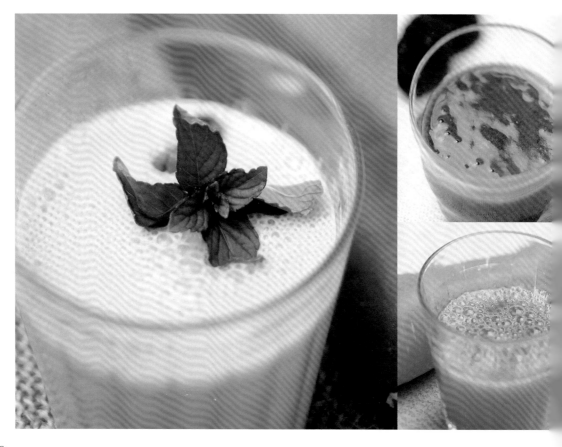

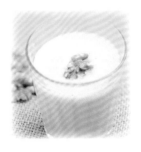

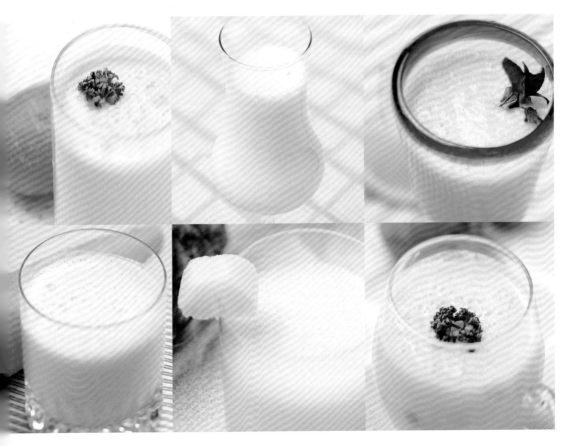

第6章
一杯蔬果汁，预防老年疾病

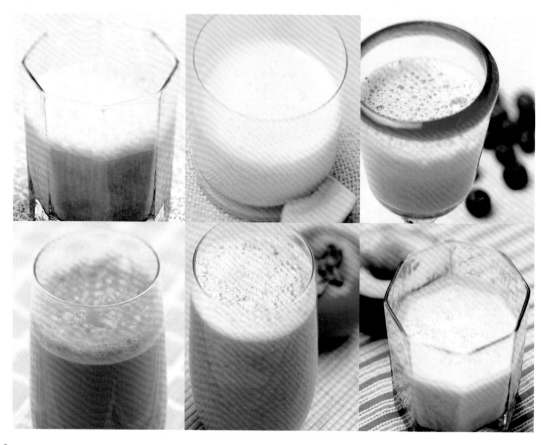

健康蔬果汁的功效
和配方

如果想改善身体的健康状况，光靠一日三餐是很难产生良好效果的，而且在烹饪食物之前，还必须充分考虑菜谱及烹饪材料的组合方法。

基于此，我想给大家推荐的是"蔬果汁"。只要准备一些对身体健康有益的材料，切一切，然后放入榨汁机，轻轻松松就做成了一杯蔬果汁。因为操作起来极其简单，所以久而久之，就可以养成每天做蔬果汁、喝蔬果汁的习惯。坚持喝一段时间的蔬果汁后你会惊奇地发现，自己的健康状况一天比一天好了。众所周知，大部分蔬菜和水果都可以用来制作蔬果汁。只要有一台榨汁机，除了能制作胡萝卜汁、苹果汁、香蕉汁这些我们熟知的蔬果汁外，还可以做其他很多种蔬果汁，无论是什么样的食材，几乎都可以放入榨汁机中制作蔬果汁。如果你受不了某些绿色蔬菜的苦味，就加一些蜂蜜或有甜味的蔬菜，可以有效去除蔬菜的苦味。另外，当制作的蔬果汁水分太少过于黏稠时，可以放一些牛奶、酸奶或矿泉水，以方便饮用。

南瓜、地瓜、牛蒡、藕等都可以做成蔬果汁。用这些食材榨汁之前，先用微波炉加热一下，再放入榨汁机，可以方便榨汁机榨取，榨出更多的汁。牛蒡和藕等可以先研磨成泥，过滤后再用来制作果汁。把洋葱煮出的汁作为蔬菜汁提取物保存起来，想喝蔬果汁的时候就把它拿出来做一杯。用蔬菜制作的蔬菜汁和平时喝的汤对人体的功效有异曲同工之妙。

蔬菜和水果到底有哪些营养成分，这些营养成分对人体究竟有什么作用和效果？如果我们知道了这些，并将各种材料进行正确地组合，就能制作出很多种类的健康果汁。

请打开冰箱，试着用其中的材料制作果汁吧！

准备的材料

菜板
菜刀

食物搅拌机

榨汁机

小茶杯

玻璃杯

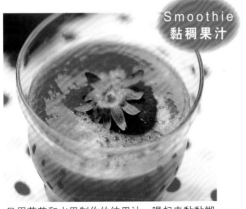

Smoothie
黏稠果汁

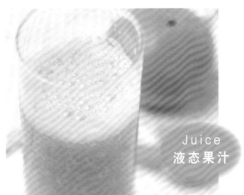

Juice
液态果汁

只用蔬菜和水果制作的纯果汁，喝起来黏黏糊糊的，像吃冰淇淋一样。

利用蔬菜和水果榨取后的汁液加工而成的液态果汁，可以直接大口饮用。

组合方法

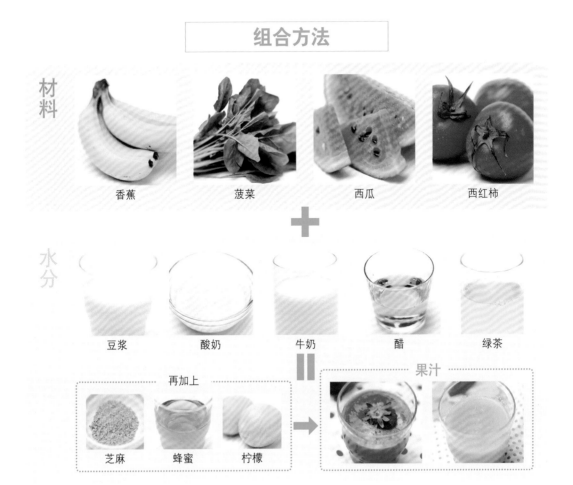

材料

香蕉　　菠菜　　西瓜　　西红柿

＋

水分

豆浆　　酸奶　　牛奶　　醋　　绿茶

＝

再加上

芝麻　　蜂蜜　　柠檬

果汁

蔬菜和水果的神奇力量

蛋白质、碳水化合物、脂肪、维生素和矿物质被称作为五大营养物质。其中，蛋白质、碳水化合物和脂肪为人体的各项生命活动提供能量。被称为微量营养物质的维生素和矿物质则维持着人体各项生命活动的正常进行，例如，它们能帮助消化食物、参与酶的代谢活动、保护身体免受侵害等等。

食物中除了含有这五大营养物质以外，还含有很多同样对人体有重要作用的物质。

你听说过芝麻素、异黄酮素、番茄红素吗？它们都属于植物化学素。它们能够调节人体的免疫系统，抑制癌细胞的增殖和癌症的发生，还能预防动脉硬化、高血脂、高血压等生活习惯病的发生。除此之外，它们还有抗氧化作用、抗炎症作用和增强人体白细胞活性的作用。植物化学素的种类有成百上千种，

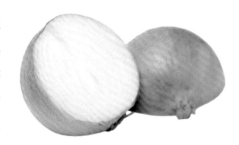
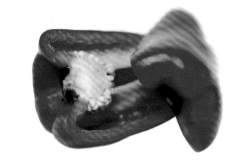
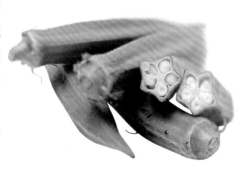

在蔬菜和水果中含量非常丰富。植物化学素指的是蔬菜和水果等植物中含有的化学物质，是植物颜色和气味的来源。

同一种颜色的植物含有相同种类的植物化学素。

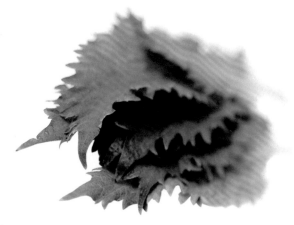

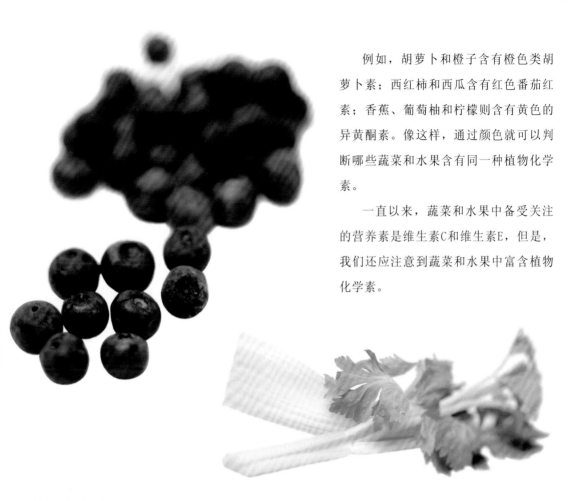

例如，胡萝卜和橙子含有橙色类胡萝卜素；西红柿和西瓜含有红色番茄红素；香蕉、葡萄柚和柠檬则含有黄色的异黄酮素。像这样，通过颜色就可以判断哪些蔬菜和水果含有同一种植物化学素。

一直以来，蔬菜和水果中备受关注的营养素是维生素C和维生素E，但是，我们还应注意到蔬菜和水果中富含植物化学素。

植物化学素的种类

主要的植物化学素	食物名称	主要的植物化学素	食物名称
花青甙	红酒、紫黑浆果、樱桃	甲基半胱氨酸亚砜	大蒜、葱
异黄酮素	大豆	硫化芳基	洋葱
黄酮素	香芹	叶黄素	菠菜
黄烷醇	茶，苹果，葡萄酒	芸香苷	荞麦
儿茶酚	绿茶	花青甙	蓝莓
茶黄素	红茶	β−隐黄素	柑橘
黄酮醇	茶、苹果、洋葱	番茄红素	番茄、西瓜
二氢黄酮	柑橘类	果胶	苹果
木酚素类（芝麻素酚等）	芝麻	苧烯	柑橘类
莱菔硫烷	花椰菜		

充分发挥蔬果汁素材的强大力量

要想激活植物化学素的能量，蔬果汁素材的使用方法相当重要。例如，蓝莓、紫薯和茄子的皮里面含有很多花青甙（既是色素又是植物化学素的一种）。如果将这些素材去皮后食用的话，营养效果就会减半。色素存在于皮中，因此果实的皮是相当重要的一部分，特别是成熟果实的皮，颜色越深代表所含的植物化学素越丰富。

另外，蔬果的香味也来自于皮，例如洋葱、大蒜、紫苏、西芹等，香味越浓代表含的植物化学素越多。如果将洋葱的水分晒干，辛辣味就会消失，植物化学素也就会减半。

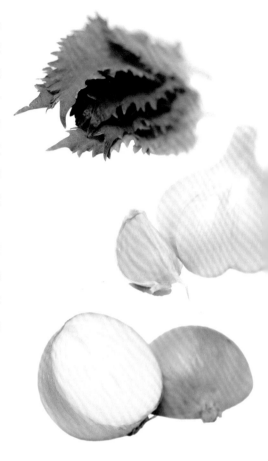

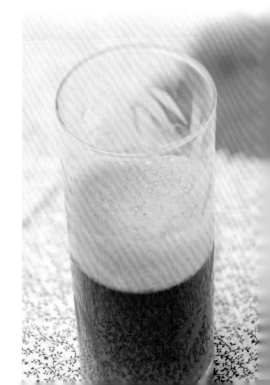

芝麻中的木酚素类物质含有芝麻素、芝麻酚、芝麻素酚、芝麻林素酚、芝麻林素等。如果将芝麻炒熟，芝麻林素就会转化成芝麻酚。芝麻酚的抗氧化作用比芝麻林素的抗氧化作用要强，因此将芝麻炒熟后食用，效果会更好。制作蔬果汁时可以加入炒熟的芝麻或者市面上出售的熟芝麻。

自己制作果汁时不必遵循固定的模式，按照自己的喜好来搭配就行。在果汁素材中加入自己喜欢的果汁或是加上自己喜欢的饮料，能制作出味道不错的饮品，这样也能每天坚持下去。而且，蔬菜水果中的植物化学素含量有限，最好是坚持每天饮用蔬果汁。

由于黑豆可可粉既含有可可粉中的多酚，又含有黑豆中的异黄酮素，这两种物质都属于植物化学素，有益于人体健康，所以现在已经在大量地生产了。将不同材料放入榨汁机内混合搅拌，植物化学素的功效就会增加2到3倍，而且琢磨如何搭配果汁素材也是一件很快乐的事。

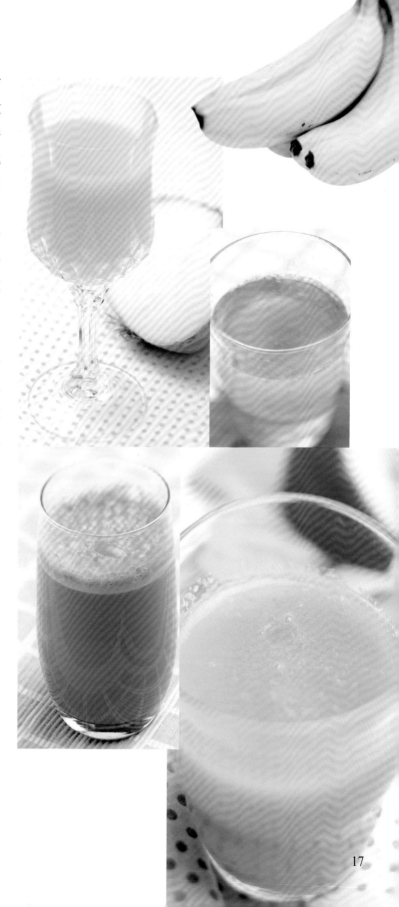

制作蔬果汁的一些小妙招

亲自动手制作蔬果汁其实不会花费太多的时间，想喝蔬果汁的时候就动手为自己做一杯吧！

接下来，我为大家介绍一些制作蔬果汁的小技巧。

蔬菜和水果很容易腐烂。在榨汁前把香蕉、胡萝卜、苹果、香芹、草莓等切成可放入榨汁机大小的块，然后将这些材料分别放入保鲜袋，再放进冰箱保存。

想喝蔬果汁的时候，就把这些材料从冰箱取出来，全部放入榨汁机，再加入牛奶、酸奶，很快就做成了可口的果汁。

这些冷藏过的素材不加水直接榨汁的话，尝起来有种吃果冻的别样味道。

有时间的话也可以将南瓜、马铃薯、花椰菜等焯过后放进冰箱保存，以备榨汁时使用。

另外，还可以充分利用市面上已加工好的素材。例如，感觉用洋葱和蔬菜汁等制作的果汁很难喝时，可以加点带甜味的材料，比如，利用市场上卖的果汁就是个不错的选择。市场上的果汁有100%纯天然的，也有加入蜂蜜的，做果汁的时候可以充分利用这些现成的果汁。

凉汤也是一种不错的饮料。天气热的时候，很多店都会出售凉汤。调好味的凉汤可以直接饮用，能补充人体内的水分。

还可以把平常喝的茶泡好后放入冰箱保存起来，这种凉茶随时都可以拿出来饮用。

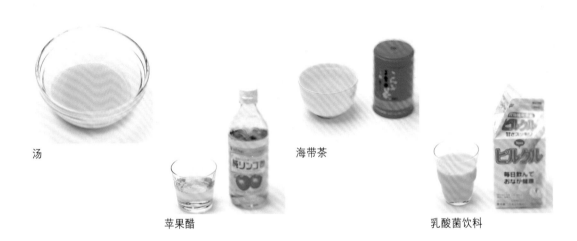

汤

苹果醋

海带茶

乳酸菌饮料

18

常见素材的蔬果汁配方 ⑥2

（100％天然蔬果汁和混合蔬果汁入门篇）

橙子
100%橙汁
橙子
橙子酸奶
橙子+酸奶
葡萄柚橙汁
橙子+葡萄柚

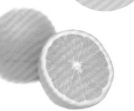

香蕉
100%香蕉汁
香蕉
香蕉牛奶
香蕉+牛奶
香蕉酸饮料
香蕉+碳酸水
香蕉橙汁
橙子+香蕉

葡萄柚
100%葡萄柚果汁
葡萄柚
葡萄柚酸果汁
100%葡萄柚果汁+碳酸水
葡萄柚猕猴桃汁
葡萄柚+猕猴桃

桃
100%桃汁
桃
苹果桃汁
桃+苹果
桃酸饮料
桃+碳酸水

草莓

100%草莓汁
草莓
草莓冰淇淋果汁
草莓+冰淇淋+牛奶
酸草莓汁
草莓+碳酸水

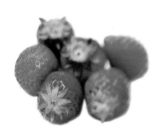

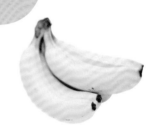

柿子
100%柿子汁
柿子
柿子酸奶果汁
柿子+酸奶
柿子豆浆果汁
柿子+豆浆
柿子抹茶果汁
柿子+抹茶粉+矿泉水

木瓜
100%木瓜果汁
木瓜
木瓜酸果汁
木瓜+碳酸水
木瓜西瓜汁
木瓜+西瓜

樱桃
100%樱桃汁
樱桃
樱桃和桃汁
樱桃+桃
樱桃牛奶
樱桃+牛奶

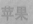

苹果
100%苹果汁
苹果
苹果酸果汁
苹果+碳酸水
苹果草莓汁
苹果+草莓

梨
100%梨汁
梨
梨茶
梨+红茶
梨酸果汁
梨+碳酸水

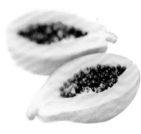

菠菜

菠菜牛奶
菠菜+牛奶

菠菜胡萝卜汁
菠菜+胡萝卜+矿泉水

菠菜菠萝汁
菠菜+菠萝

卷心菜

卷心菜牛奶
卷心菜+牛奶

卷心菜桃汁
卷心菜+桃

卷心菜西瓜汁
卷心菜+西瓜

小松菜

小松菜果汁
小松菜+矿泉水

小松菜西瓜汁
小松菜+西瓜

小松菜豆浆汁
小松菜+豆浆

西兰花

西兰花果汁
西兰花+矿泉水

西兰花菠萝汁
西兰花+菠萝

西兰花桃汁
西兰花+桃

黄瓜

黄瓜酸奶
黄瓜+酸奶

黄瓜西瓜汁
黄瓜+西瓜

黄瓜醋汁
黄瓜+醋+矿泉水

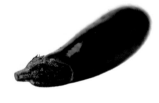

胡萝卜

胡萝卜汁
胡萝卜+矿泉水

胡萝卜西瓜汁
胡萝卜+西瓜

胡萝卜酸果汁
胡萝卜+碳酸水

香芹

香芹汁
香芹+矿泉水

香芹豆浆汁
香芹+豆浆

香芹番茄汁
香芹+番茄

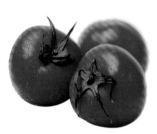

豆腐

豆腐汁
豆腐+矿泉水

豆腐牛奶
豆腐+牛奶

豆腐橙汁
豆腐+橙子

西芹

西芹汁
西芹+矿泉水

西芹菠萝汁
西芹+菠萝汁

西芹豆浆汁
西芹+豆浆

番茄

番茄酸汁
番茄+碳酸水

番茄茄子牛奶
番茄+茄子+牛奶

番茄卷心菜牛奶
番茄+卷心菜+牛奶

一杯蔬果汁，增强体质

夏日南瓜汁
…参见第41页

虽然没有必要去医院，但总感觉身体有些不适，打不起精神来……你有过这样的感觉吗？导致身体不适的原因有很多，如疲劳过度、压力过大或者是睡眠不足等等。如果解决了这些问题，不适的感觉就会马上消失。身体感到不适时，要及时解决。

感觉不适时饮用一杯健康蔬果汁，你很快就会变得神清气爽、精力充沛！而且蔬果汁容易吸收，你的身体也不会因食欲不振而抗拒它。

本章将告诉你在出现"宿醉"、"疲劳"、"食欲不振"、"失眠症"、"眼疲劳"、"头痛"、"肩疼腰痛"、"过敏症"等常见症状时，可以喝哪些蔬果汁来消除症状。

例如，"宿醉"和"疲劳"是由肝脏疲劳、受损引起的，可以采用能够调节生理机能的蔬果汁素材；食欲不振的时候可以采用能够刺激肠胃的素材；失眠和头痛的时候选择让神经放松的素材；而头痛、肩痛、腰痛时则要选用可以消炎的蔬果汁素材。

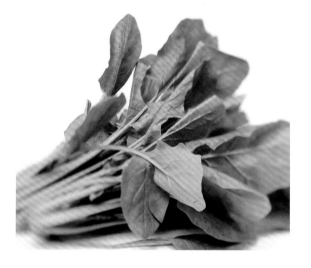

眼睛疲劳时一般都会推荐食用蓝莓，因为其含有花青甙，不过，最近发现了一种新的方法——补充植物化学素叶黄素。

养成每天饮用一杯健康蔬果汁的习惯，可以防治疾病于未然！

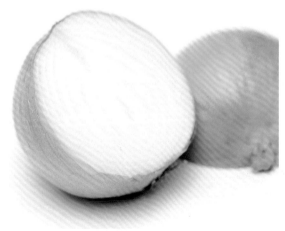

增强体质的25个蔬果汁配方 ㉕

蔬 果 汁	材 料	功 效
芝麻豆浆汁	芝麻+豆浆	缓解宿醉，增强肝功能
芝麻牛奶	芝麻+牛奶	缓解宿醉，增强肝功能
姜黄干姜水	姜黄粉+干姜水	增强肝功能
姜黄牛奶	姜黄粉+牛奶	增强肝功能
柿子果汁	柿子+矿泉水	解毒作用
柿子牛奶	柿子+牛奶	解毒作用
秋葵番茄汁	秋葵+番茄汁	改善肠胃功能
黑醋汁	黑醋+矿泉水	消除疲劳
番茄醋果汁	番茄汁+醋	消除疲劳
紫苏干姜水	紫苏叶+干姜水（混合即可）	改善肠胃功能
甜瓜果汁	甜瓜	解除疲劳，增强食欲
香芹牛奶	香芹+牛奶	镇静作用
芝麻酸奶	芝麻+酸奶	镇静作用
番茄苹果汁	番茄汁+苹果	镇静作用
黑豆牛奶	黑豆粉+牛奶	缓解眼睛疲劳
浆果牛奶	草莓+蓝莓+牛奶	缓解眼睛疲劳
蔓越莓果汁	蔓越莓+牛奶	缓解眼睛疲劳
南瓜菠菜汁	南瓜+菠菜+矿泉水	缓解眼睛疲劳
番石榴果汁	番石榴+矿泉水	缓解头痛
西印度草莓汁	西印度草莓	缓解头痛
桃汁	桃	缓解头痛
艾蒿汁	艾蒿+矿泉水	缓解肩痛、腰痛
大蒜牛奶	蒜泥+牛奶	缓解肩痛、腰痛
紫苏姜果汁	紫苏叶+姜泥+矿泉水	治疗过敏症
蜂蜜春黄菊	春黄菊茶+蜂蜜	治疗过敏症

配方 88

芝麻香蕉果汁

对肝脏有益

材料（2人份）

● 香蕉 一根
● 牛奶 400克
● 芝麻 两大勺（每勺容量为15毫升；芝麻最好是芝麻粉或是炒熟的芝麻）

做法

1. 剥掉香蕉皮和果肉上的香蕉络，切成适当大小的块状。
2. 将切好的香蕉和牛奶一起放入榨汁机。
3. 再向②中加入芝麻。
4. 用榨汁机进行搅拌榨汁。

请注意这些成分！

木酚素类物质

芝麻中的木酚素类物质有芝麻素、芝麻酚林、芝麻素酚等。芝麻素具有抗氧化作用，可以消除肝脏中的活性氧。这些木酚素可以分解引起宿醉的罪魁祸首——乙醛，减轻肝脏的负担，消除宿醉，使身体恢复正常。

关键词——芝麻是营养宝库

芝麻中含有蛋白质、脂质、碳水化合物、维生素、矿物质和食物纤维等，是营养价值非常高的食品。

芝麻中的脂质由亚油酸、油酸、亚麻酸等不饱和脂肪酸组成，它可以降低胆固醇，改善血液循环。

芝麻趣味小故事

芝麻属油科作物，是脂麻科的一年生草本植物。我们平常吃的是芝麻的种子。根据外皮的颜色可以分为黑芝麻、白芝麻、茶芝麻等等。黑芝麻所含的色素是花青甙，具有很强的抗氧化作用。芝麻可以加工成很多种产品，像炒芝麻、芝麻粉、芝麻酱等等。

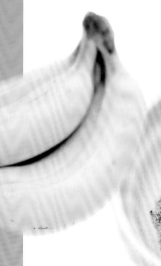

芝麻+香蕉果汁

小贴士！
加入大豆粉可以使口感更好

在芝麻香蕉汁中加入一大勺大豆粉，味道会更好。使用市场上卖的芝麻和大豆的混合食品也是个不错的选择。

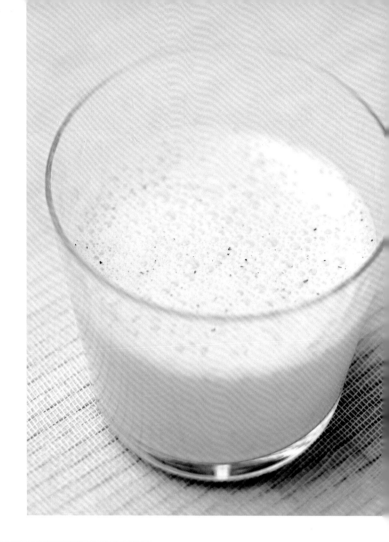

配方 89

芝麻酸奶果汁

喝酒之前饮用效果更好

关键词——有益胆固醇

芝麻素是芝麻中的木酚素类物质之一，它可以减轻肝脏的负担，而且还可以降低体内的有害胆固醇、增加有益胆固醇。芝麻素与酸奶中的乳酸菌具有相同的作用。

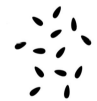

材料（2人份）

● 饮用酸奶 400毫升

● 芝麻 两大勺（每勺容量为15毫升；芝麻最好是芝麻粉或是炒熟的芝麻）

※根据自己的口味添加

● 蜂蜜 适量

做法

① 将400毫升酸奶放入榨汁机中。

② 将芝麻放入榨汁机中。

③ 用榨汁机进行搅拌。

④ 可以加入蜂蜜再进行搅拌。

26

配方 90

姜黄果汁

姜黄能让你很快感觉神清气爽

材料（2人份）

● 柠檬水　400毫升
● 姜黄末　一小勺（少于15毫升）

做法

1 将400毫升柠檬水放入榨汁机中。
2 在 1 中放入姜黄末。
3 用榨汁机进行搅拌。

关键词——姜黄

　　姜黄是一种健康食品。在果汁中加入市面上有售的香料——姜黄粉，就能够轻轻松松制作出可口的果汁。

　　姜黄中含有的色素姜黄素具有抗氧化作用。

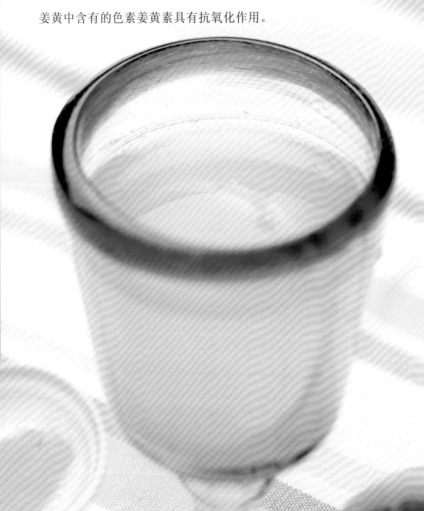

秋葵汁

瞬间赶走疲劳的黏稠果汁

材料（2人份）

- 秋葵 6根
- 牛奶 400毫升

※根据自己的口味添加

- 蜂蜜 适量

做法

1. 把秋葵用热水焯一下。
2. 将焯过的秋葵切成适当大小的块状。
3. 把切好的秋葵放入榨汁机，并加入牛奶。
4. 用榨汁机进行搅拌榨汁。

请注意这些成分！

黏蛋白

秋葵中的黏稠状物质为黏蛋白。黏蛋白是水溶性植物纤维，由果胶和半乳聚糖组成，具有保护黏膜和调节人体部分机能的作用。

此外，秋葵还富含钙、β-胡萝卜素、维生素C以及铁等物质，因此还有保持体力和增强抵抗力的作用。

关键词——黏稠

秋葵切得越薄、越小，榨出的秋葵果汁就会越黏稠。黏稠的秋葵果汁有增强人体肾脏、肝脏、肠胃等内脏功能的作用。

秋葵趣味小故事

秋葵原产于非洲，夏季生植物。将切碎的纳豆和秋葵混合后食用，能够增强体力，还可以消暑。

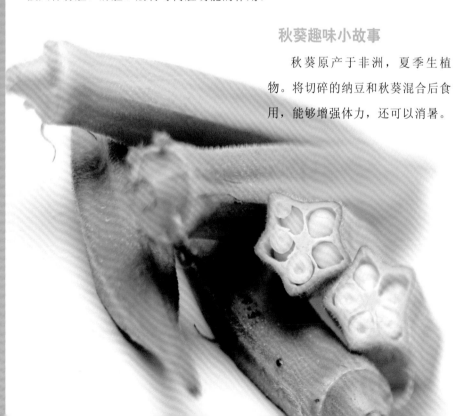

秋葵汁

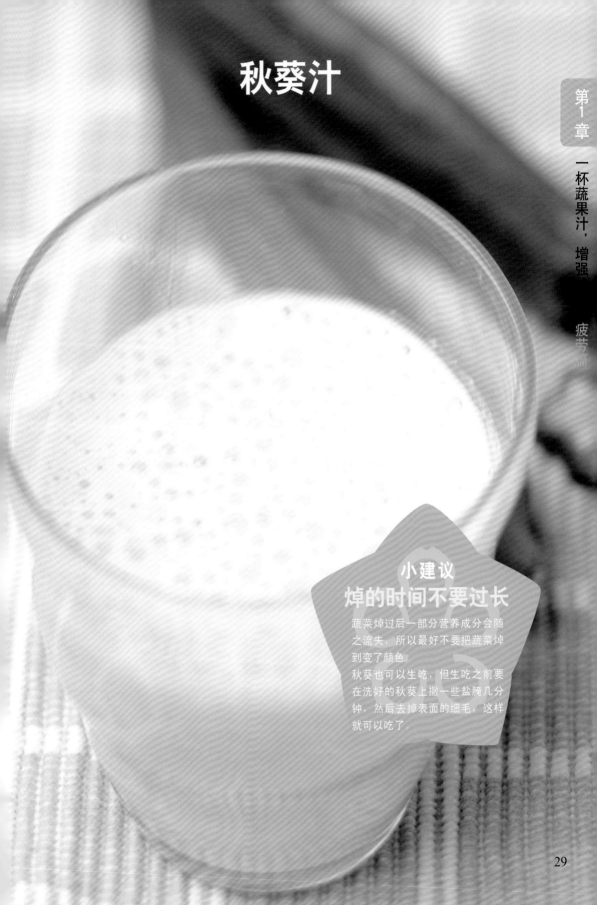

小建议
焯的时间不要过长

蔬菜焯过后一部分营养成分会随之流失，所以最好不要把蔬菜焯到变了颜色

秋葵也可以生吃，但生吃之前要在洗好的秋葵上撒一些盐腌几分钟，然后去掉表面的细毛，这样就可以吃了。

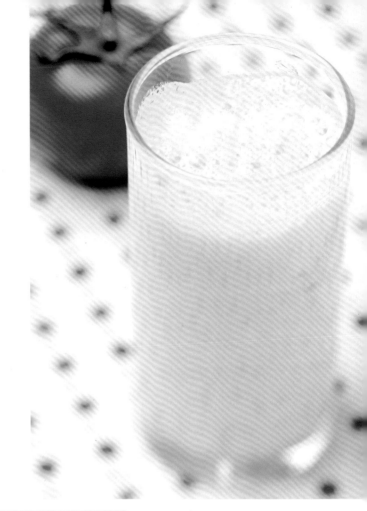

红色素的力量

番茄酸奶果汁

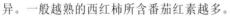
关键词——番茄红素

　　西红柿里富含类胡萝卜素（红色或紫色色素）。

　　西红柿的种类和成熟度不同，其所含的番茄红素量就会有差异。一般越熟的西红柿所含番茄红素越多。

　　番茄红素比β-胡萝卜素的抗氧化作用强（可参照第84页）。

材料（2人份）

- ●番茄　4个（中等大小）
- ●酸奶　400毫升
- ※根据个人口味添加
- ●原味酸奶 适量

做法

1. 在番茄表面划几刀，然后放入沸水中。
2. 剥去番茄的表皮。
3. 将番茄切成大块。
4. 将切好的番茄放入榨汁机，并加入酸奶。
5. 可加入适量的原味酸奶，调节果汁的味道。

洋葱苹果醋果汁

促进人体吸收维生素B$_1$

材料（2人份）

● 洋葱　半个
● 苹果醋　10毫升（根据个人喜好不同，可以加入适量的矿泉水调节酸味）

关键词——硫化芳基

蒜氨酸是洋葱中含有的硫化芳基之一，溶于水后变成蒜素。蒜素能够和食物中的维生素B$_1$发生反应，促使肠道吸收更多的维生素B$_1$。

做法

① 剥去洋葱的表皮，然后将其切成大块。
② 用微波炉加热30秒，使它变软。
③ 在苹果醋中加入适量的矿泉水调节酸度。
④ 将②中的洋葱和苹果醋混合后放入榨汁机榨汁（如果有时间的话，用平底锅将洋葱炒一下，再放入水中煮一会儿，做成洋葱汤榨果汁时可直接放入）。

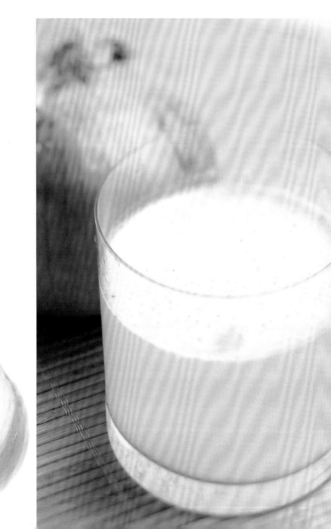

苹果醋蔬菜汁

醋和西兰花的双重功效

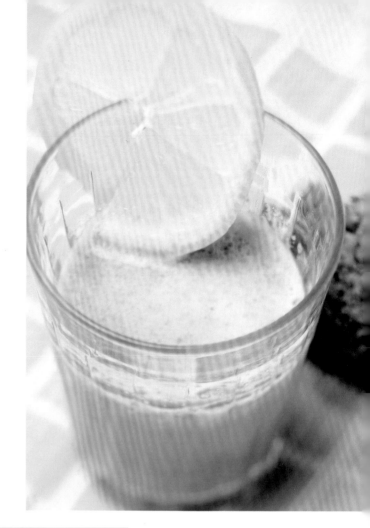

关键词——苹果酸

酸性物质在人体内堆积过多的话，人容易感觉到疲劳，柠檬酸循环（参照第124页）正常进行可以有效防止这一情况，而苹果醋可以促进柠檬酸循环，使酸性血液变成弱碱性。

此外，西兰花具有去除体内活性氧的作用。

材料（2人份）

● 西兰花 2簇
● 苹果醋 10毫升（根据个人口味，可以加入适量的矿泉水调节酸味）

做法

① 用热水将西兰花焯一下，或用微波炉加热。
② 向苹果醋中加入适量矿泉水，调节酸味。
③ 将西兰花和苹果醋放入榨汁机中搅拌榨汁。

配方 95

紫苏梅子汁

果汁的香味可以刺激肠胃

材料（2人份）

- 紫苏叶 4片
- 梅子 1个
- 蜂蜜水 400毫升

做法

1. 将紫苏叶切碎。
2. 把梅子的核去除后切碎。
3. 将切好的紫苏叶和梅子放入榨汁机。
4. 根据喜好再放入适量的蜂蜜水。
5. 用榨汁机榨汁。

关键词——紫苏醛

紫苏叶的特殊香气就来源于这种成分。它具有防腐和促进食欲的作用。此外，紫苏醛还具有促进胃液分泌，帮助肠胃消化吸收的作用。

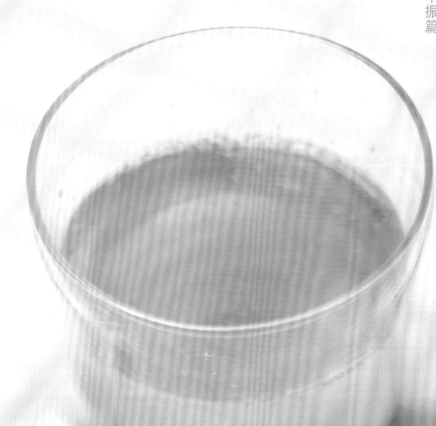

洋葱苹果汁

具有安神、镇定的功效

材料（2人份）

- 洋葱 半个
- 苹果 1个
- 矿泉水 200毫升

做法

1. 剥掉洋葱的表皮，并切成大块。然后用微波炉加热30秒，使其变软。
2. 苹果去皮，切成小块。
3. 将❶中的洋葱和❷中的苹果混合后加入矿泉水进行搅拌（如果有时间的话，用平底锅将洋葱炒成亚麻色，再放入水中煮一下，做成洋葱汤后可以直接用来榨取果汁）。

请注意这种成分！

硫化芳基

洋葱在切的时候挥发的刺激成分就是硫化芳基，它具有镇静作用。此外，它还能促进维生素B_1的吸收和改善血液循环，并且具有驱寒和安眠作用。因为它能够改善血液循环，所以还可以防止血栓、心肌梗塞等疾病的发生。

关键词——百合科蔬菜

除了洋葱之外，薤、大葱、韭菜、大蒜等都属于百合科蔬菜。据说这些蔬菜具有抗癌作用。这些蔬菜之所以具有刺激性气味，是因为它们含有硫化合物。

百合科蔬菜能改善血液循环，提高有益胆固醇的含量，而且还有杀菌等作用。

洋葱趣味小故事

洋葱中含有的硫化芳基遇水会溶解，为了防止硫化芳基的流失，洋葱在切之前洗一次就可以了。

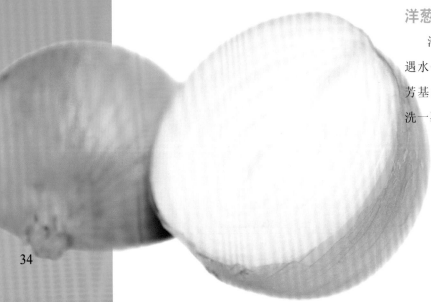

洋葱苹果汁

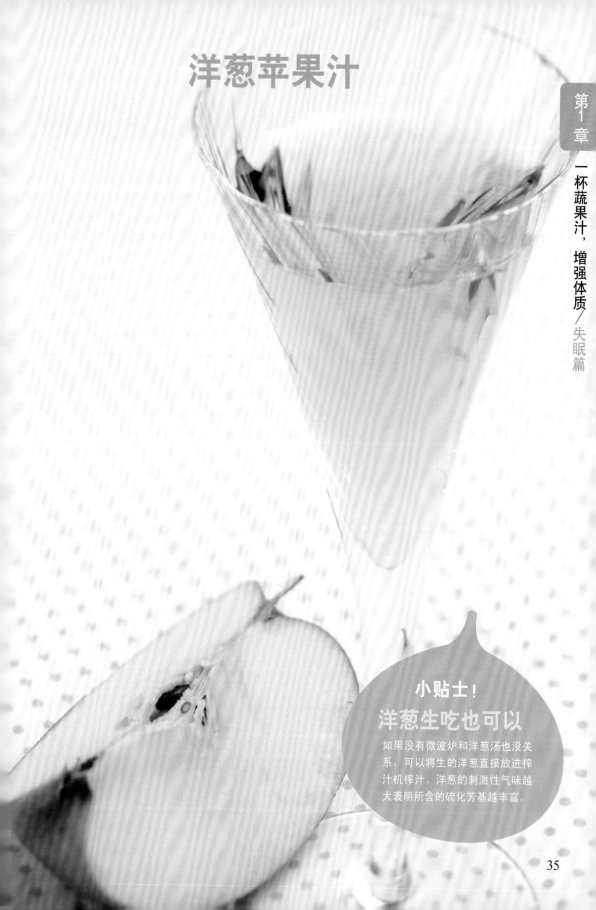

小贴士！
洋葱生吃也可以

如果没有微波炉和洋葱汤也没关系，可以将生的洋葱直接放进榨汁机榨汁。洋葱的刺激性气味越大表明所含的硫化芳基越丰富。

菠菜汁

叶黄素有利于保护眼球晶状体

材料（2人份）

- 菠菜叶 4片
- 蜂蜜水 400毫升
- 柠檬汁 适量

做法

1. 把菠菜用热水焯一下或者用微波炉加热一下。
2. 把加热过的菠菜切碎。
3. 把菠菜和蜂蜜水一同放进榨汁机里。
4. 用榨汁机进行搅拌榨汁。
5. 最后再加入适量的柠檬汁。

请注意这种成分！

叶黄素

是类胡萝卜素的一种。人体内的叶黄素集中分布在视网膜。如果人体缺乏叶黄素，患眼病（黄斑变性、白内障等）的几率就会增加。菠菜中含有丰富的叶黄素。

菠菜里含有的维生素C、维生素E和ß-胡萝卜素等具有抗氧化作用，能维持晶状体中正常的蛋白质含量。在预防白内障等疾病方面，叶黄素发挥了巨大作用。

关键词——类胡萝卜素

类胡萝卜素是脂溶性的天然色素，有红、橙黄、黄等颜色，西兰花、辣椒等绿色蔬菜里也含有类胡萝卜素，这种物质具有抗氧化作用。胡萝卜素有600多种，我们经常提到的ß-胡萝卜素是类胡萝卜素的一种。

菠菜趣味小故事

菠菜中的有害成分是草酸。人体内草酸含量过多会引起结石，如果将菠菜焯一下，再用水洗一下的话，草酸就能被除掉。

菠菜汁

小贴士！
除去苦味的妙招

先把菠菜表面的杂质洗去，然后加入柠檬汁等具有酸味的果汁，这样做出的果汁喝起来就比较爽口了。

蓝莓果汁

守护眼睛健康的重要「伙伴」

材料（2人份）
- 蓝莓 20颗
- 矿泉水 适量

做法
1. 将蓝莓摘下来用清水洗净。
2. 把剥好的蓝莓和矿泉水一同放进榨汁机。
3. 用榨汁机搅拌榨汁。

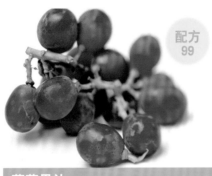

配方
99

葡萄果汁
葡萄皮和葡萄籽含有抗氧化物质——单宁酸和槲素皮。

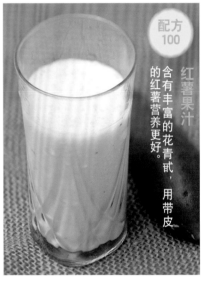

配方
100

红薯果汁

含有丰富的花青甙，用带皮的红薯营养更好。

请注意这种成分！

花青甙

　　蓝莓中富含花青甙这种紫色的色素。花青甙有助于视网膜中视紫红质的合成，对治疗散光和缓解眼疲劳有很好的效果。

　　另外，蔓越莓中含有一种叫原花色素的花青甙，对感染类的疾病有很好的治疗效果。

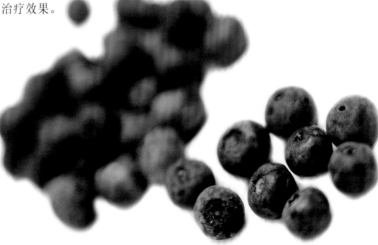

蓝莓果汁

小贴士！
果酱的妙处

无论是加热还是冷冻，水果或蔬菜中的花青甙都不会被破坏。所以没有蓝莓的时候，也可以用果酱（2勺）代替。

番木瓜菠菜汁

所含的酶有消炎作用

材料（2人份）

● 木瓜 半个
● 菠菜 4片量
● 酸橙 适量

关键词——木瓜蛋白酶

做法

① 将菠菜用热水焯一下，或是放入微波炉里加热。
② 把处理过的菠菜切碎。
③ 用勺子把番木瓜和菠菜放进榨汁机里。
④ 用榨汁机榨汁。
⑤ 最后再把酸橙榨成汁，加入菠菜汁中。

木瓜蛋白酶是一种蛋白质分解酶，具有消炎作用，对于治疗眼充血很有效果，另外还有助于改善消化不良、胃灼热、胃积食等症状。

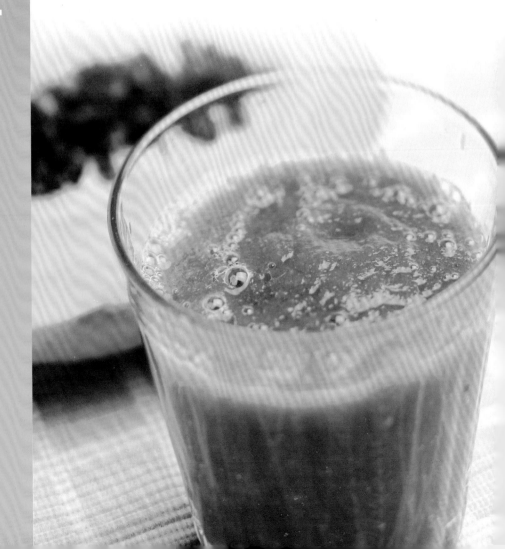

配方 102

夏日南瓜汁

维生素E和β-胡萝卜素的神奇之处

材料（2人份）

● 南瓜 4块（厚约1厘米的切片）
● 矿泉水 400毫升

做法

① 把南瓜用热水焯一下，或是用微波炉加热一下。
② 把①中的南瓜切成碎块。
③ 把切好的南瓜和矿泉水一起放入榨汁机榨汁。

关键词——β-胡萝卜素

β-胡萝卜素和维生素E具有防止细胞衰老和抗癌作用。另外，这两种物质除了具有保护皮肤、黏膜和视网膜的作用外，还能阻止细菌、病毒侵入身体。

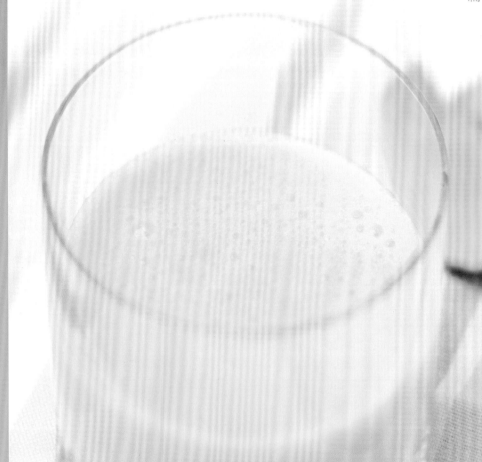

配方 103

芹菜香蕉汁

具有双重镇静效果

材料（2人份）

- 西芹　半根
- 香蕉　1根
- 矿泉水　400毫升

请注意这种成分！

芹菜甙

芹菜叶中含有芹菜甙、挥发油等成分。食用后能作用于神经系统，有助于缓解头痛。芹菜中的另一种成分芹菜甲素具有消炎、镇静的作用。

做法

1. 取西芹的叶和茎，将其切碎。
2. 把香蕉切成大小适中的圆柱状。
3. 把切好的西芹和香蕉放入榨汁机，加入矿泉水。
4. 用榨汁机榨汁。

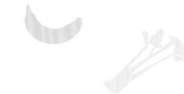

草莓果汁

维生素C不足是导致头痛的根本原因。草莓能补充维生素C。

配方 104

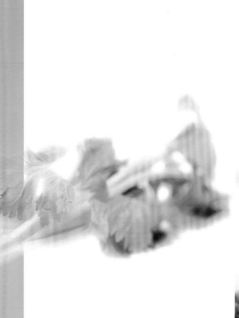

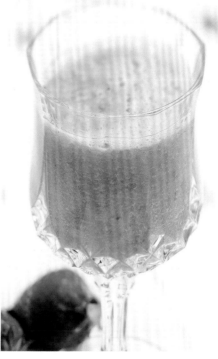

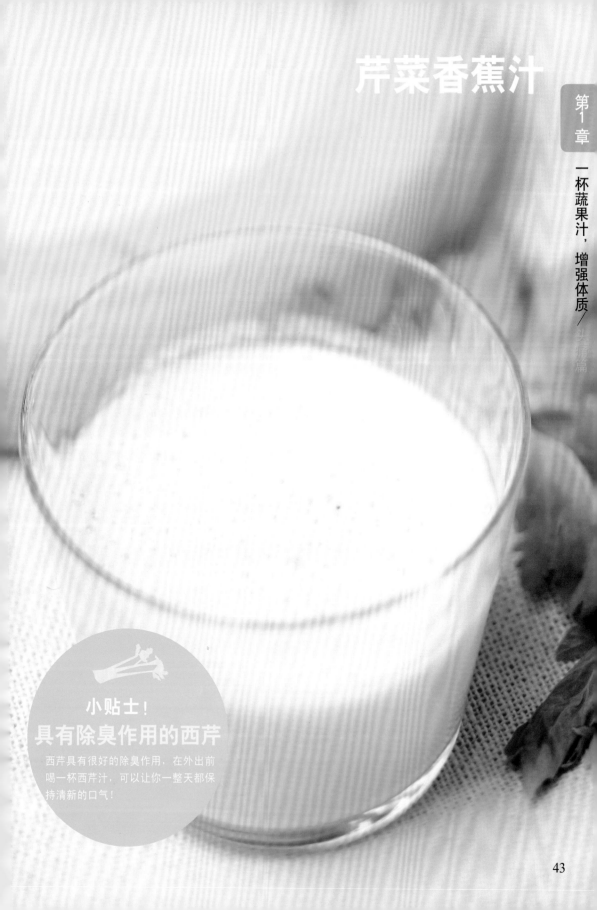

芹菜香蕉汁

小贴士！
具有除臭作用的西芹

西芹具有很好的除臭作用，在外出前
喝一杯西芹汁，可以让你一整天都保
持清新的口气！

西兰花果醋汁

改善血液循环

材料（2人份）

- 西兰花 2簇
- 果醋 10毫升（根据个人口味，可以加入矿泉水调节果醋的酸味）

做法

1. 用热水将西兰花迅速焯一下，或放入微波炉加热。
2. 用矿泉水调节果醋的酸味。
3. 将西兰花和果醋一起放入榨汁机中榨汁。

关键词——改善血液循环

肩膀痛和腰椎痛有时是因为血液循环不畅引起的。果醋能够改善血液循环，使血液呈弱碱性，从而起到缓解肩痛、腰痛等疲劳症状的作用。

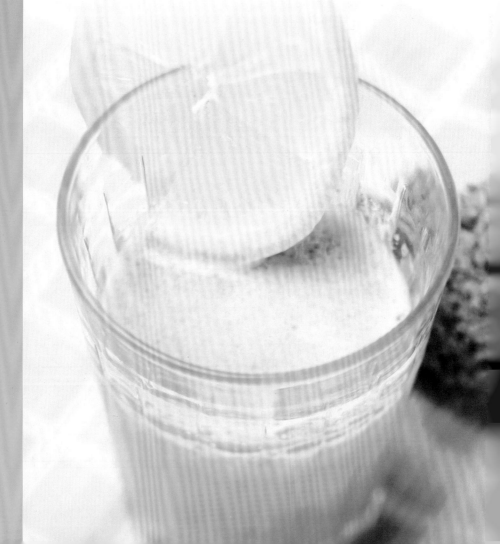

配方
106

生姜牛奶

生姜能暖身

材料（2人份）

●生姜 一片（厚约2厘米）或者是生姜粉 两大勺（每勺容量为15毫升）

●牛奶 400毫升

做法

① 把生姜切碎。

② 将切好的生姜和牛奶一起放入榨汁机中榨汁。

③ 如果用的不是生姜，而是生姜粉的话，按同样的步骤操作即可。

关键词——姜醇

　　姜醇具有消炎镇痛的作用。此外，它还具有改善血液循环、缓解肩膀痛和腰椎痛等功效。

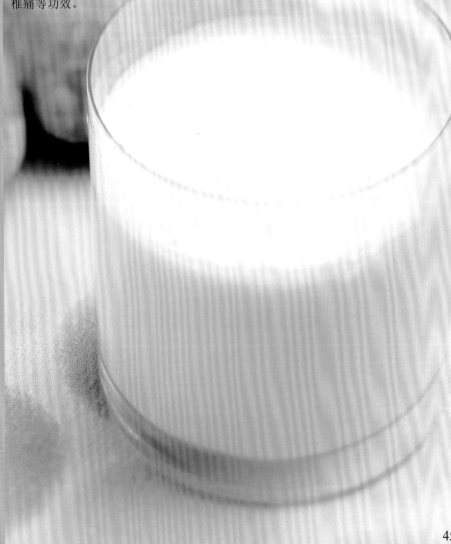

第1章 一杯蔬果汁，增强体质／肩腰疼痛篇

45

甜茶草莓汁

战胜过敏症的「多酚」

材料（2人份）
- 草莓 8个（中等大小）
- 甜茶 400毫升（甜茶也可以用自己泡的茶代替）

做法
1. 把草莓的叶子去掉，水洗后切碎。
2. 将切好的草莓和甜茶一起放入榨汁机榨汁。

关键词——鞣花单宁

鞣花单宁属于一种多酚，能够抑制身体的肥大细胞合成组胺，具有抗过敏作用，可以有效缓解各种过敏症状。

另外，鞣花单宁对于因惊吓引起的过敏性反应也有一定的抑制作用。

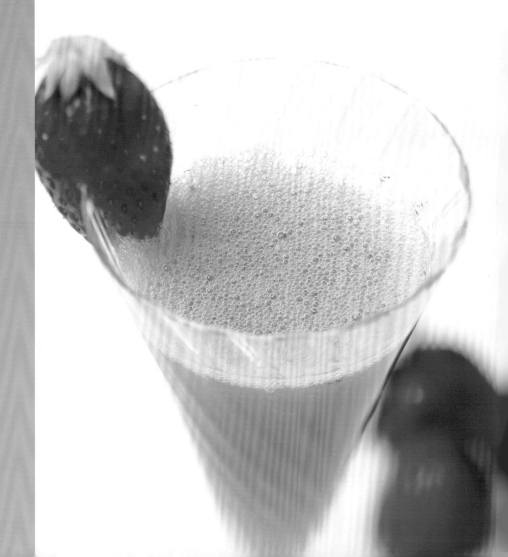

配方
108

紫苏汁

具有良好的抗过敏作用

材料（2人份）
- 紫苏叶 4片
- 矿泉水 400毫升（或者是蜂蜜水）

做法
1 将紫苏叶切碎。
2 将切好的紫苏叶放入榨汁机，并加入矿泉水进行搅拌。

关键词——木犀草素

木犀草素是类黄酮的一种，可以有效抑制与过敏反应有关的肿瘤坏死因子的产生，也能抑制肥大细胞产生组胺。

除了绿紫苏、红紫苏含有木犀草素之外，迷迭香、洋苏草和薄荷中也含有这种物质。

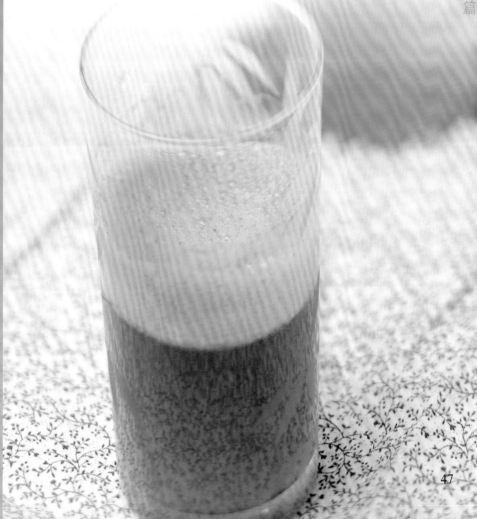

治疗花粉过敏症的蔬果汁
彩椒＆酸奶果汁

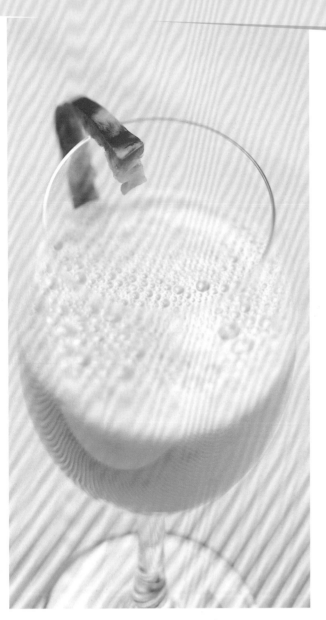

重点推荐！

● 乳酸菌能调节身体的免疫系统
● 红椒中含有的维生素C能增强免疫力

　　花粉过敏症和遗传性皮炎等过敏症状是由"Th1"和"Th2"这两种免疫细胞的数量失衡引起的。乳酸菌能够维持这两种免疫细胞的平衡。

　　与青椒相比，红椒中维生素C和胡萝卜素的含量更多，而且红椒没有特殊的气味，本身具有的甜味非常适合制作果汁。喝用红椒制作的果汁能够增强免疫力。

快速烹调法

在100克酸奶中加入红椒碎末，再放入搅拌机。（生红椒、焯过的红椒均可）

第2章

一杯蔬果汁，预防生活习惯病

番茄红彩椒汁
…参见第72页

生活习惯病是由长期养成的坏习惯引起的。发病时间主要集中在壮年以后，但近年来由于生活环境的变化，发病范围也逐渐波及年轻人。

糖尿病、脑中风、心脏病、动脉硬化、高血脂、高血压、肥胖症等如果对其放任不管，则会危及到生命。此外，内脏脂肪综合征也成为了一大难题。药物虽然可以缓解症状，但是改变每天的生活习惯，例如多运动、改善饮食、睡眠也很重要。生活习惯病不是立刻就能治愈的疾病，需要日积月累，慢慢改善。

喝果汁虽然有利于健康，但是也不能保证在短时间内治愈疾病，关键在于每天要坚持。

选择适合自己的果汁素材既可以预防疾病，又能治疗疾病。例如，患有糖尿病的人可以选择能够降低血糖值、促进胰岛素分泌的果汁素材；患有高血压的人可以选择能促进人体排泄胆固醇和钠的素材；动脉硬化、心脏病、脑中风患者可以选择能够稀释血液、改善血液循环的素材；而采用可以减少血液中脂肪的果汁素材则能够预防高血脂症。

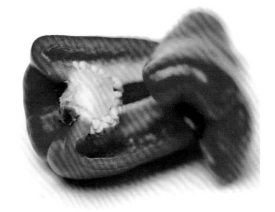

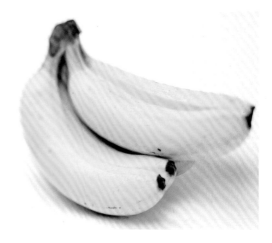

预防生活习惯病的蔬果汁配方 ㉕

果　汁	材　料	功　效
苹果香蕉芹菜汁	苹果+香蕉+芹菜+矿泉水	预防高血压
核桃牛奶	核桃（含核桃类食品）+牛奶	预防高血压
酸奶桃汁	桃+酸奶	预防高血压
甜瓜牛奶	甜瓜+牛奶	预防高血压
橙子姜汁汽水	橙子+姜汁汽水	预防高血压
猕猴桃牛奶	猕猴桃+牛奶	预防高血压
芦笋汁	青芦笋+矿泉水	预防高血压
香菇牛奶汁	香菇+牛奶	预防高血压
西瓜茄子果汁	西瓜+茄子	预防高血压
乌龙柠檬茶	乌龙茶+柠檬	预防高血压
杏仁牛奶	杏仁（含杏仁类食品）+牛奶	预防动脉硬化
西瓜牛奶	西瓜+牛奶	预防动脉硬化
青椒酸奶果汁	青椒+酸奶	预防动脉硬化
青椒可可牛奶	青椒+可可粉+牛奶	预防动脉硬化
西芹茶	西芹+大麦茶	预防动脉硬化
玉米牛奶	玉米+牛奶	预防动脉硬化
柠檬汁	柠檬+蜂蜜+矿泉水	预防糖尿病
苹果姜汁汽水	苹果+生姜+矿泉水	预防糖尿病
山药可可牛奶	山药+可可粉+牛奶	预防糖尿病
牛蒡汁	牛蒡泥+矿泉水	预防糖尿病
胡萝卜萝卜汁	胡萝卜+萝卜泥+矿泉水	预防生活习惯病
番茄香芹汁	番茄+香芹	预防生活习惯病
橘子牛奶	橘子+牛奶	预防高血脂
橘子黄瓜汁	橘子+黄瓜	预防高血脂
黄瓜汁	黄瓜+蜂蜜+矿泉水	预防脑梗死，心肌梗死

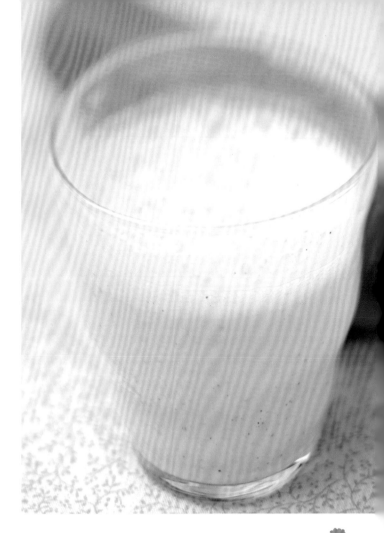

配方
135

芝麻胡萝卜酸奶汁

「赶走」有害胆固醇

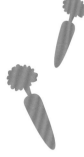

关键词——胆固醇

　　胆固醇又分为高密度胆固醇和低密度胆固醇两种，前者对心血管有保护作用，通常称为"好胆固醇"，后者偏高冠心病的危险性就会增加，通常称之为坏胆固醇。如果全身各个部位贮存了过量的胆固醇，那么就会导致血管堵塞、血压升高，久而久之就有可能引起动脉硬化。

材料（2人份）

● 酸奶 300毫升
● 胡萝卜 半根
● 芝麻 两大勺（每勺容量为15毫升）
※炒芝麻、芝麻粉、芝麻酱均可

做法

① 将胡萝卜放入微波炉加热后切碎。
② 将切好的胡萝卜和酸奶一起放入榨汁机，再加入芝麻。
③ 用榨汁机榨汁。

配方 **136**

荞麦茶猕猴桃果汁

类黄酮能够稳定血压

材料（2人份）

- 猕猴桃 1个
- 荞麦茶 400毫升

※可以用市售的荞麦茶，也可以用荞麦榨的汁

做法

1. 剥掉猕猴桃的皮，切成适当大小。
2. 将①和荞麦茶放入榨汁机搅拌榨汁。

关键词——芦丁

是类黄酮中橡黄素的一种。荞麦中含有这种物质。因为荞麦叶和茎中也含有芦丁，所以直接饮用荞麦茶比较好。

芦丁可以防止毛细血管壁破裂，预防高血压，也可以降低血液中胆固醇的含量。

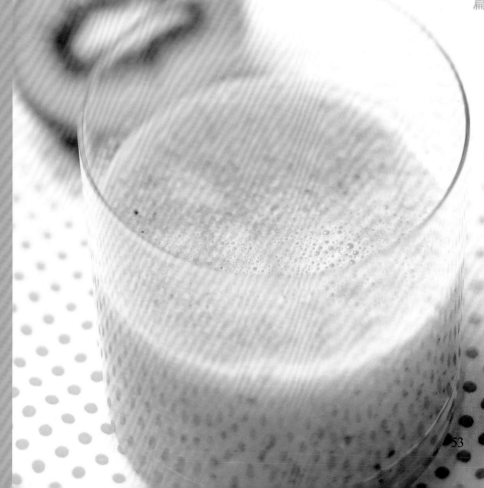

乌龙茶苹果汁

含有抗氧化成分，能保护身体

材料（2人份）

- 苹果 半个
- 乌龙茶 400毫升

※可以用茶叶煮出来的汁，也可以直接用市售的乌龙茶饮品

做法

① 把苹果削皮后切成大小适中的丁。
② 把苹果丁和乌龙茶一起放进榨汁机中榨汁。

请注意这种成分！

乌龙多酚

乌龙茶是由绿茶半发酵而来的。只有经过半发酵的绿茶才会有乌龙多酚这种特有成分。乌龙多酚具有抗氧化作用，能够降低血液中的胆固醇和甘油三酯。

另外，它还具有降低高血压、预防肥胖和过敏反应、缓解压力等作用。

关键词——儿茶酚

因绿茶中含有此物而被大家所熟知。茶的苦味就是来源于此物。

它是类黄酮的一种，具有抗氧化作用，能够去除体内的活性氧。与维生素C、维生素E相比，儿茶素的抗氧化作用更强。

乌龙茶趣味小故事

与绿茶一样，乌龙茶也因产地、茶的叶子等不同而分为很多种类。乌龙茶颜色越深表示所含的乌龙多酚越多。

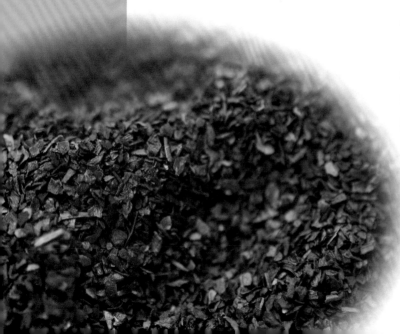

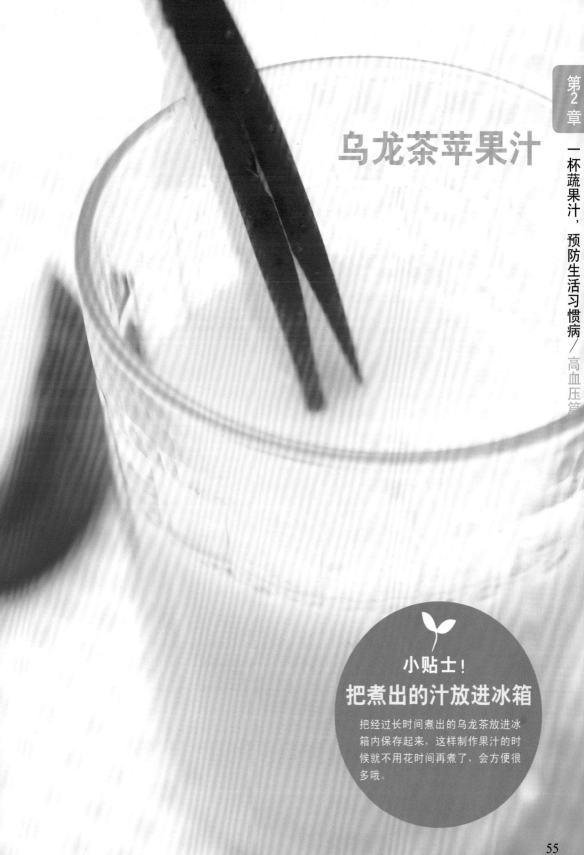

乌龙茶苹果汁

小贴士！
把煮出的汁放进冰箱

把经过长时间煮出的乌龙茶放进冰箱内保存起来，这样制作果汁的时候就不用花时间再煮了，会方便很多哦。

苹果豆浆汁

大豆能降低胆固醇

材料（2人份）

- 苹果 1个
- 豆浆

※豆浆的量依个人口味来放

做法

① 把苹果削皮后切成大小适中的丁状。

② 把苹果丁和豆浆一起放进榨汁机榨汁。

关键词——皂角苷

一般有辣味、苦味、涩味的物质中都含有这种成分。大豆的皂角苷具有很强的抗氧化作用，可以防止脂质氧化，促进新陈代谢，还能降低血液中胆固醇和甘油三酯的含量。

另外，大豆所含的卵磷脂也具有相同的效果。

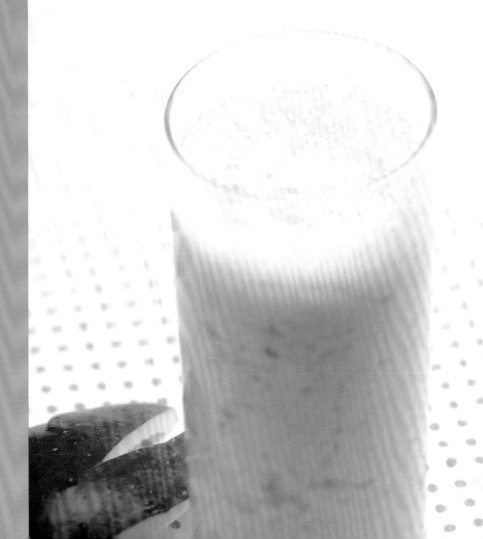

配方
139

洋葱橙子汁

洋葱的能量加上橙子的香味

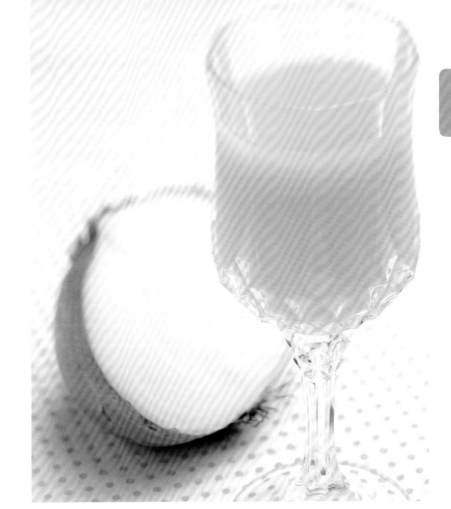

第2章

一杯蔬果汁，预防生活习惯病／高血压篇

关键词——硫化丙基

　　生洋葱中含有此物质。这种物质具有促进血液中糖分代谢和降低血糖含量的作用。硫化丙基接触空气后会被氧化，加热后会转化成烯丙基二硫化物，它可以减少血液中的胆固醇和甘油三酯。

材料（2人份）
- 洋葱　半个
- 橙子　半个
※也可以用橙汁来代替橙子

做法

① 把洋葱的皮剥去后切成大块。

② 把洋葱块放进微波炉里加热至变软为止。

③ 将带皮的橙子切成小块。

④ 把②中的洋葱和③中的橙子混合后加入矿泉水，搅拌榨汁。

⑤ 如果有时间的话，用平底锅将洋葱炒成亚麻色，再放入水中煮一下，做成洋葱浓汤，用它榨取果汁更方便。

57

苹果汁

果胶能够降低血糖

材料（2人份）

● 苹果 半个
● 矿泉水年400毫升

做法

① 把苹果皮削去后切成大块。
② 将苹果和矿泉水一起放进榨汁机榨汁。

关键词——果胶

糖尿病是由胰岛素不足引起的，如果人体缺少钾的话，胰岛素的作用就会减弱。

喝苹果果汁可以补充钾。另外，苹果中的果胶进入胃肠吸水后，能在肠道内形成凝胶过滤系统，阻碍肠道对糖分的吸收，因此能够降低糖尿病患者的血糖含量。

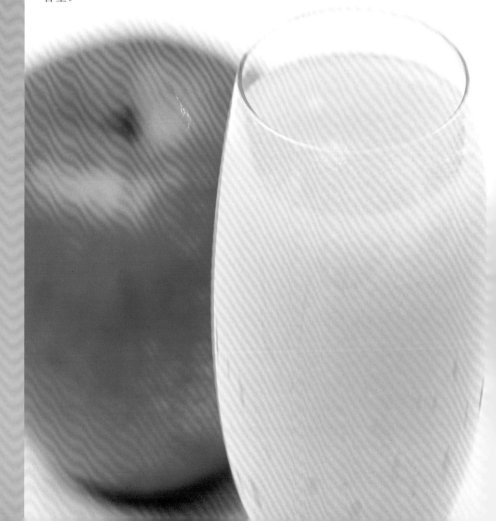

配方 141

山药汁 抑制人体对糖类的吸收

材料（2人份）
- 山药 约10厘米长
- 牛奶 300毫升
※日本山药、佛掌山药都可以

做法
1. 把山药用水洗净后去皮。
2. 把洗净的山药切成大块。
3. 将山药块和牛奶放进榨汁机内榨汁。

关键词——黏蛋白

黏蛋白属于多糖类食物纤维的一种，是物体发黏的根本原因。其覆盖在物体表面，能够抑制人体对糖类的吸收。

因此，黏蛋白能够减缓人体餐后血糖值的上升，并能抑制胰岛素的分泌。

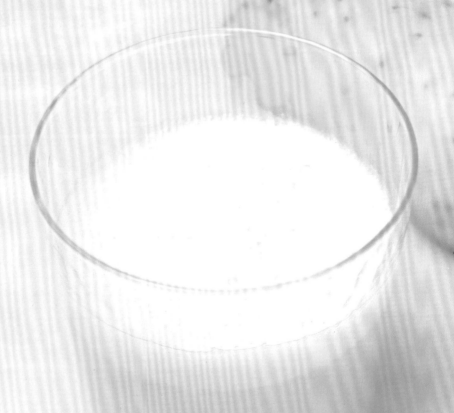

第2章 一杯蔬果汁，预防生活习惯病／糖尿病篇

配方
142

菠萝豆浆果汁

加点甜味口感更好

材料（2人份）

- 菠萝　圆状切片2块
- 豆浆　400毫升

※不要用菠萝罐头，要用新鲜的菠萝

做法

① 将菠萝切成大小适中的块状。
② 把菠萝和豆浆一同放进榨汁机里进行搅拌榨汁。

请注意这种成分！

皂草苷

　　是与糖类结合而成的配糖体。除了大豆以外，扁豆、鹰嘴豆、小扁豆、大蒜、洋葱等植物中也含有这种成分。

　　皂草苷能够阻止体内脂质被氧化，去除血液中多余的脂质，维持人体内胆固醇和甘油三脂的平衡，对于改善高血脂有很好的效果。

关键词——肥胖

　　人们经常会提到"豆浆减肥疗法"，确实，豆浆能够防止肥胖。这是因为皂草苷能够促进类脂质的代谢，还能将身体吸收的葡萄糖转化成脂质，防止其储存在脂肪细胞中。

豆浆的趣味小故事

　　虽然大豆被称为"长在地里的肉"，但我们并不经常直接吃大豆，而是食用由大豆加工而成的食品。建议大家多吃豆腐、纳豆、豆浆等豆制品吧。

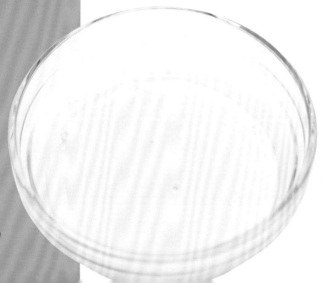

菠萝豆浆果汁

小贴士！
把喜欢的东西搭配起来

不喜欢喝豆浆的人通过食材的搭配也可以做出非常好喝的豆浆。原味的豆浆因为有种特殊的味道，很多人都喝不习惯，这时可以尝试用自己喜欢的材料来制作豆浆。

桃子乌龙茶果汁

激活儿茶酚的能量

材料（2人份）

● 桃 半个
● 乌龙茶 400毫升
※可以用茶叶自己泡，也可以直接用市售的乌龙茶

做法

① 把桃削皮后切成大小适中的块状。
② 把桃块和乌龙茶放进榨汁机内榨汁。

关键词——分解脂肪

吃中餐的时候饮用乌龙茶比较好，因为乌龙茶里所含的乌龙多酚能够促进脂质的分解。吃其他油腻的食物后也适合饮用乌龙茶。

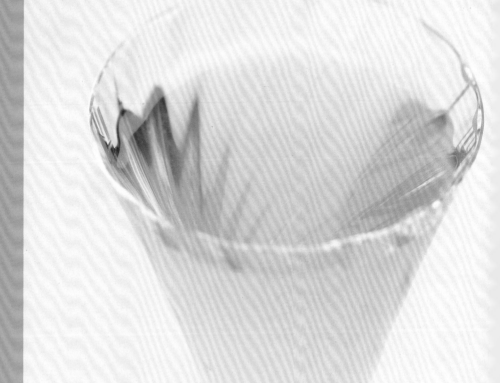

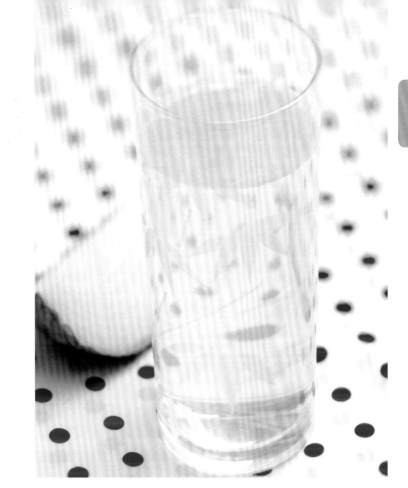

配方
144

洋葱蜂蜜汁

减少脂肪和胆固醇

关键词——减少脂肪

　　洋葱中所含的硫磺化合物里有一种叫S-甲基半胱氨酸亚砜的物质，这种物质能够抑制加速脂肪和胆固醇合成的酶的作用。因此，它能够减少血液中脂肪和胆固醇的含量，同时对于预防和治疗高血脂也有相当好的效果。

做法

① 将洋葱剥皮后切成大块。

② 把洋葱放入微波炉里加热至变软为止。

③ 在洋葱里加入蜂蜜水后倒入榨汁机里榨汁。

（如果有时间的话，用平底锅将洋葱炒成亚麻色，再放入水中煮一下，做成洋葱浓汤，用它榨取果汁更方便）

材料（2人份）

●洋葱　半个

●蜂蜜　2大勺

※在2大勺（每勺容量为15毫升）蜂蜜里加入400毫升的矿泉水

配方
145

茄子番茄汁

紫红色具有抗氧化作用

材料（2人份）

- 茄子 1个
- 番茄 1个（中等大小）
- 牛奶 300毫升

做法

1. 将带皮的茄子切碎。
2. 将番茄划一个小口，放入沸水中浸泡一下。
3. 剥去番茄的皮。
4. 将番茄切成大块。
5. 把茄子和番茄放入榨汁机内，再倒入牛奶榨汁。

请注意这种成分！

茄色素

是茄子紫红色皮中的色素，和蓝莓一样属于花色甙系色素，具有抗氧化作用。

这种色素具有降低有害胆固醇和提高有益胆固醇含量的功效，还能去除体内过多的活性氧。

关键词——紫红色的皮

茄色素存在于茄子紫红色的皮中，要想摄取茄色素就得带皮一块吃。

日本在用茄子做米糖酱菜（种在酱菜上、下铺米糖的腌制菜）时，有时会放入铁制器具，可以使腌出来的茄子呈现新鲜的紫红色，也更有利于茄色素的摄取。

茄子的趣味小故事

茄子有长茄子、美国茄子、贺茂茄子、圆茄子等很多种类。因茄色素仅存在于紫红色的茄皮中，所以选茄子的时候要尽量挑选颜色深的。

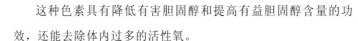

茄子番茄汁

小贴士！
咸菜的妙处

用米糠酱腌制的茄子咸菜制作果
汁也是个不错的选择。做出来的
果汁口感酸酸的哦。

西兰花绿茶汁

含有保护血管的多元酚化合物

材料（2人份）

●西兰花　2颗
●绿茶　400毫升
※绿茶可以自己用茶叶泡，也可以直接买市面上的绿茶

做法

① 将西兰花在热水中迅速过一下，或放在微波炉中加热。
② 将加热后的西兰花和绿茶一起放入榨汁机中榨汁。

关键词——儿茶酚

　　绿茶中含有的儿茶酚浓度越大，其健康效果越好。根据产地、做法和茶叶的不同，绿茶分很多种类。即使是同一种茶叶，在收获时茶叶中的儿茶酚的含量也会不同。选择有苦味的、颜色浓的绿茶比较好。

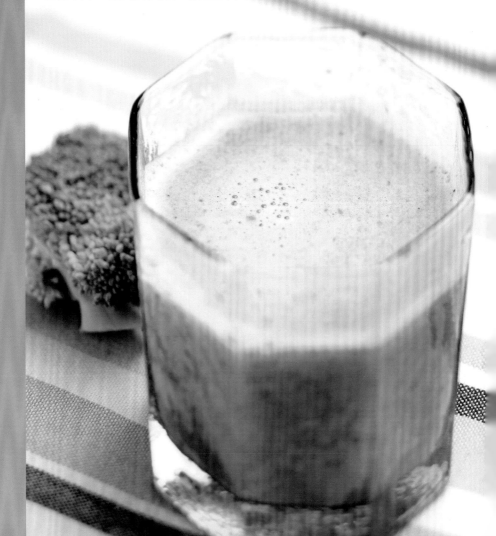

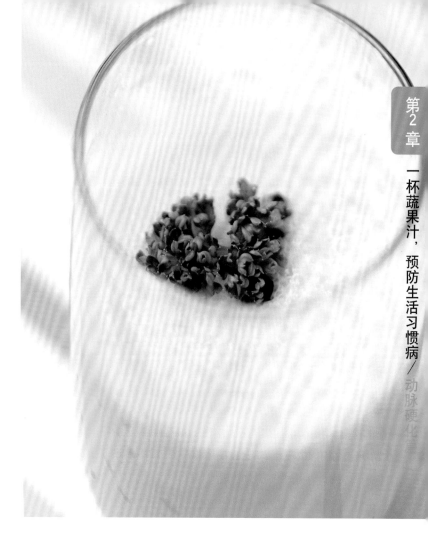

配方
147

土豆茶汁

功效多多的红茶

关键词——茶红素

绿茶经过半发酵就变成了乌龙茶，如果完全发酵的话就变成了红茶。红茶中儿茶酚的含量比绿茶中的含量少，但是红茶中的茶红素、茶黄素这两种类黄酮的含量要比绿茶多，它们具有很强的抗氧化作用。

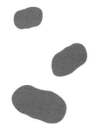

材料（2人份）

● 土豆 半个
● 红茶 400毫升
※红茶可以自己泡，也可以直接买市面上的红茶

做法

① 将土豆在热水中迅速焯一下，或放在微波炉中加热。
② 将加热后的土豆切碎。
③ 将切好的土豆和红茶一起放入榨汁机中榨汁。

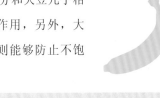

配方
148

香蕉大豆果汁

大豆粉的神奇效果

关键词——大豆

大豆粉是大豆炒后磨成的粉，它的营养成分和大豆几乎相同。大豆蛋白质具有降低血液中脂质含量的作用，另外，大豆中的卵磷脂能够改善高血压，大豆皂角苷则能够防止不饱和脂肪酸被氧化。

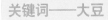

材料（2人份）

- 香蕉 1根
- 牛奶 400毫升
- 大豆粉 两大勺（每勺容量为15毫升）

做法

① 剥掉香蕉皮和果肉上的果络。环切成适当大小的圆块状。

② 将切好的香蕉块放入榨汁机并加入牛奶。

③ 加入大豆粉。

④ 榨汁。

配方
149

橙子豆浆果汁

富含维生素的果汁

材料（2人份）

- 橙子　半个
- 豆浆　400毫升

※不要用橙子罐头，要用新鲜的橙子

做法

① 将橙子连皮切碎。

② 将切好的橙子和豆浆一起放入榨汁机中榨汁。

关键词——维生素C

豆浆和大豆都含有异黄酮、皂角苷、卵磷脂。

橙子中含有一种叫做 "辛弗林"的酸性成分，所以橙子果汁喝起来非常爽口。这种物质能够促进新陈代谢，减少体内脂肪的堆积。另外，橙子中还富含维生素C。

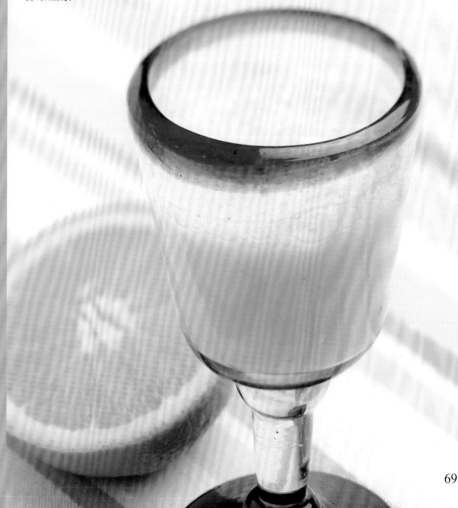

香蕉可可果汁
充分发挥可可豆中多酚的功效

材料（2人份）
- 香蕉 1根
- 牛奶 400毫升
- 可可粉 两大勺（每勺容量为15毫升）

做法
1. 剥掉香蕉皮和果肉上的果络，切成适当大小的圆片。
2. 将切好的香蕉块放入榨汁机中并加入牛奶。
3. 在2中放入可可粉。
4. 榨汁。

关键词——多酚

可可粉里含有可可多酚，并且可可粉的种类很多。在黑豆和芝麻中掺入可可多酚加工而成的食品也很多。制作果汁时利用这些加工食品也是个不错的选择。

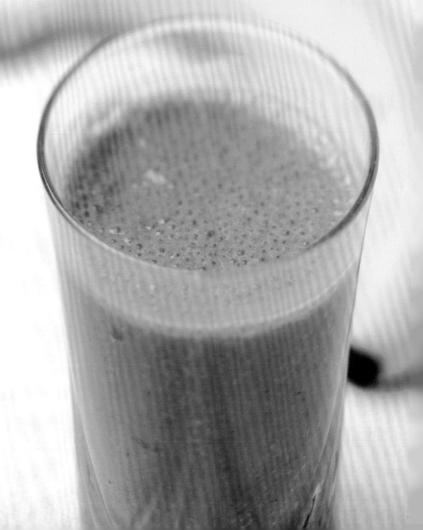

配方 **151**

苹果蜂蜜果汁

钾能够促进胰岛素的分泌

材料（2人份）
- 苹果 半个
- 蜂蜜水 400毫升

做法
1. 苹果去皮并切成适当大小的块状。
2. 把切好的苹果块和蜂蜜水一起放入榨汁机中榨汁。

关键词——钾

苹果含有丰富的钾。钾能够促进人体产生胰岛素。如果人体缺少钾的话，体内胰岛素的功能也会受到影响，有可能导致胰岛素不足，甚至引发糖尿病。

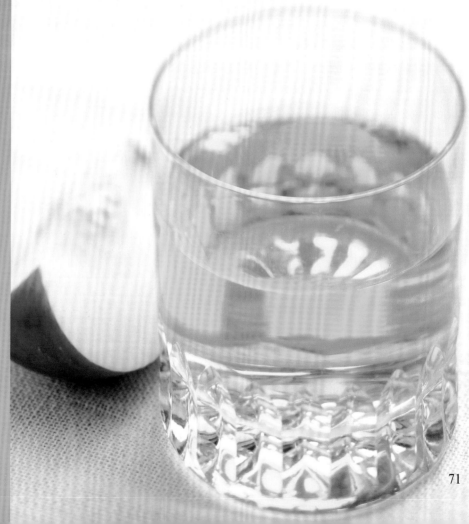

番茄红彩椒汁

番茄红素使血液流通更通畅

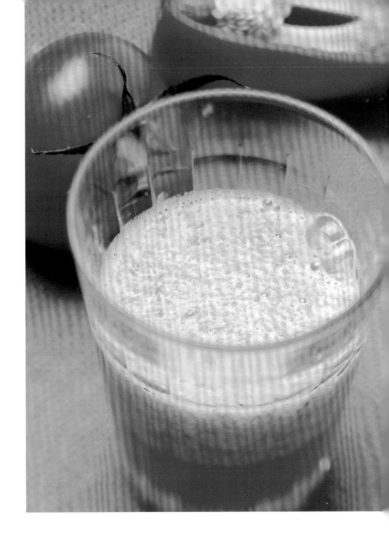

关键词——番茄红素

番茄红素具有抗氧化作用，能够帮助人体产生有益胆固醇、扩张血管。

另外，红彩椒中辣椒红素的抗氧化作用也不亚于番茄中的番茄红素。

材料（2人份）

● 红彩椒 半个
● 番茄 2个（中等大小）
● 矿泉水 300毫升

做法

① 去除辣椒籽，并把辣椒切碎。
② 把番茄划一个小口，用沸水浸泡一下。
③ 将番茄的表皮剥去。
④ 把番茄切成大块。
⑤ 把红彩椒和番茄放入榨汁机，并加入矿泉水搅拌。

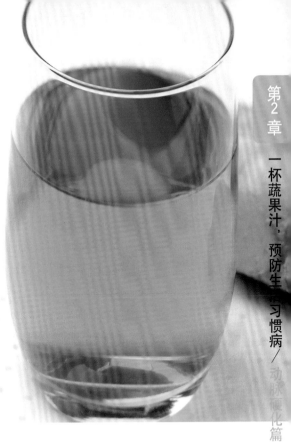

配方 153

姜茶果汁
儿茶酚和姜的完美结合

材料（2人份）
- 姜 一片（4厘米）
- 红茶 400毫升

※红茶可以自己泡，也可以直接买市面上的红茶

做法
① 将生姜切碎。
② 将红茶和姜末一起放入榨汁机榨汁。

配方 154

豆浆蜂蜜柠檬汁
扩张血管的速成果汁

材料（2人份）
- 蜂蜜柠檬水
- 豆浆 400毫升

※蜂蜜柠檬水是用蜂蜜、柠檬和矿泉水调制而成的，根据个人喜好不同增减蜂蜜和柠檬的量

做法
将调制好的蜂蜜柠檬水和豆浆放入搅拌机中搅拌。

柑橘果汁

抑制血压上升

材料（2人份）

- 材料（2人份）
- 柑橘 4个（中等大小）

做法

1. 将橘子带皮切成块。
2. 把①放入榨汁机。
3. 进行搅拌榨汁。

关键词——橘皮甙

　　属于类黄酮物质，具有强化毛细血管的作用。另外，橘子中含有的β-隐黄素等诸多黄色色素有预防癌症的功效。

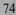

配方
156

香蕉红茶果汁

所含的黄酮素具有很强的抗氧化作用

材料（2人份）

- 香蕉 1根
- 红茶 400毫升

※用煮后冷却的红茶茶叶或者市面上卖的红茶均可

做法

1. 香蕉去皮，切成适当大小的块状。
2. 将切好的香蕉和红茶一起放入榨汁机榨汁。

关键词——茶玉红精

红茶中的红色素是一种多酚成分，具有抗氧化作用，能够防止血压上升和血液黏稠。另外，还能够预防动脉硬化等生活习惯病，改善血液循环。

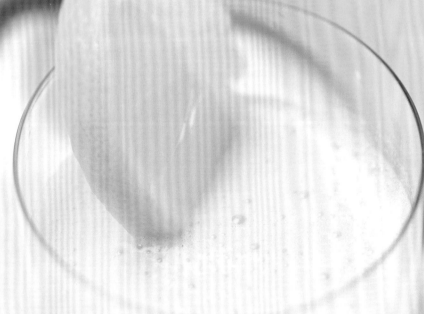

富含儿茶酚的果汁
巧用绿茶制作果汁

配方
109

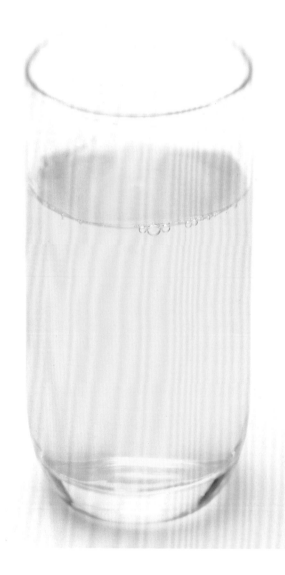

重点推荐!

● 茶中含有丰富的儿茶酚
● 茶有绿茶、乌龙茶、红茶等多个种类

　　绿茶经过半发酵后就变成了乌龙茶，经过完全发酵后就变成了红茶。

　　绿茶在发酵过程中，香气和营养成分会随之发生改变，但是，不管如何发酵，这几种茶都含有丰富的儿茶酚。儿茶酚具有去除活性氧的抗氧化作用，和维生素C及维生素E相比，儿茶酚的抗氧化作用更强。在这几种茶中，绿茶深受东方人的喜爱。请跟着我用绿茶来学做健康果汁吧！

快速调配法

根据喜好，在绿茶中加入适量的大豆粉、黑芝麻、姜黄、生姜等，一杯健康果汁就做好了。

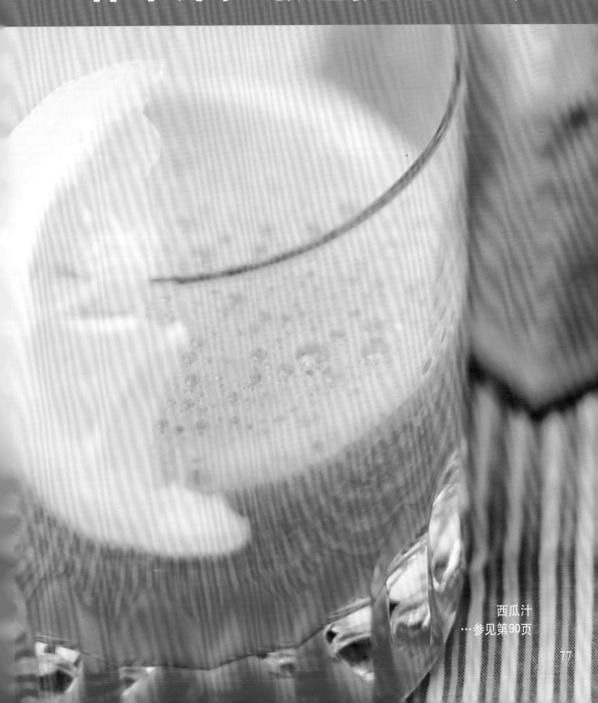

第3章

一杯果汁，锻造抗癌体质

西瓜汁
…参见第90页

导致日本人死亡的头号凶手是癌症。即使医疗水平在不断进步，但人类对癌症却无能为力。人们常说"早发现早治疗"，但人体内何时何处会生长癌细胞却难以预测。而且，癌细胞产生的部位和恶化状况有很多差异，治疗也无法达到令人满意的效果。这些因素导致癌症的死亡率极其之高。

癌症的成因众说纷纭，至今仍未完全弄清楚。诱发癌症的因素有很多，主要是紫外线、病毒、细菌、食物、化学物质等含有的致癌成分。

为预防癌症，首先要阻止癌症的发病。食用能增强自身免疫力和提高白细胞功能的食品、有抗氧化功效和消炎功效的食品，这些都是很好的预防措施。

换句话说，就是利用有上述功效的食材锻造能与癌症抗争的身体。

美国的国立癌症研究所曾经设立了一个名为"设计师食品计划"的项目，此项计划在以前的免疫学调查的基础上进行了防癌研究，并选出了约四十个品种的蔬菜和水果。其中包括大蒜、卷心菜、甘草、大豆、生姜、胡萝卜、西芹、防风草等芹科类植物；洋葱、茶叶、姜黄、橙子、葡萄柚等柑橘类植物；西红柿、茄子、青椒等茄科植物；西兰花、花菜、圆白菜等十字花科类植物；还有甜菜、罗勒、黄瓜、土豆、干果等。

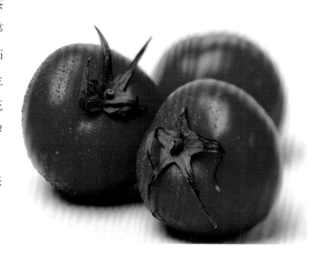

我们可以用这些素材来制作美味的健康果汁。

防癌的25个蔬果汁配方 ㉕

果　汁	材　料	功　效
芝麻可可果汁	芝麻+可可粉+牛奶	预防癌症
花生牛奶	花生+牛奶	预防癌症
杏仁咖啡	杏仁+咖啡	预防癌症
葡萄柚茶	葡萄柚+红茶饮料	预防癌症
蜜橘生姜汁	蜜橘+生姜汁+矿泉水	预防癌症
可可橙汁牛奶	橙子+可可粉+牛奶	预防癌症
葡萄蓝莓果汁	葡萄+蓝莓+矿泉水	预防癌症
草莓茶果汁	草莓+红茶饮料	预防癌症
杏仁豆浆	杏仁+豆浆	预防癌症
艾蒿豆腐牛奶	豆腐+牛奶+艾蒿叶	预防癌症
秋葵可可牛奶	秋葵+可可粉+牛奶	预防癌症
卷心菜洋葱果汁	卷心菜+洋葱+矿泉水	预防癌症
红薯抹茶汁	红薯+抹茶+矿泉水	预防癌症
生姜番茄汁	生姜+番茄汁	预防癌症
小松菜蜂蜜果汁	小松菜+蜂蜜+矿泉水	预防癌症
南瓜西瓜汁	南瓜+西瓜	预防癌症
胡萝卜西芹汁	胡萝卜+西芹+矿泉水	预防癌症
苹果茶	苹果+红茶饮料	预防癌症
紫苏苹果汁	苹果+紫苏+矿泉水	预防癌症
姜黄土豆牛奶	土豆+牛奶+姜黄	预防癌症
紫苏香蕉果汁	紫苏叶+香蕉+牛奶	预防癌症
洋葱胡萝卜汁	洋葱+胡萝卜+矿泉水	预防癌症
柠檬芒果汁	柠檬+芒果	预防癌症
西芹甜瓜汁	西芹+甜瓜	预防癌症
薄荷茶	薄荷叶+红茶饮料	预防癌症

配方
183

紫苏苹果汁

消炎、防癌

材料（2人份）

● 紫苏叶 四片
● 苹果 半个（中等大小）
● 矿泉水 300毫升
※也可以使用市售的苹果汁

做法

① 紫苏叶切碎。
② 苹果去皮并切碎。
③ 将切好的紫苏叶和苹果放入榨汁机，加入矿泉水搅拌榨汁。

请注意这种成分！

木犀草素

　　紫苏叶中含有的木犀草素是一种类黄酮成分，它有抗过敏、消炎等作用。不过，人们通常只知道紫苏叶有抗过敏功效，而对它的清炎作用了解不多。

　　如果身体发炎，体内细胞会受到损伤，进而会产生变异，有诱发癌症的危险。木犀草素不仅有消炎的作用，还能预防癌症。

关键词——消炎作用

　　细菌入侵体内，排出毒素的时候，为了抑制病原体的繁殖和毒素的扩张，身体会产生炎症反应，出现发热、变红、疼痛、肿胀等症状。炎症越强烈，细胞就越容易受到伤害。防止这类反应发生的作用就叫做消炎作用。

紫苏的故事

　　紫苏具有抗过敏和消炎的作用，此外，它还有防止食物中毒的功效。紫苏成分是紫苏香味的来源，同时它还含有强大的杀菌作用。因此，紫苏常被用作生鱼片的配菜。

小贴士！
巧妙利用市售的食品

苹果汁喝起来口感酸酸的，如果想喝甜甜的口味，就加点蜂蜜吧。另外，使用市售的苹果饮料也很方便哦。

紫苏苹果汁

配方
184

卷心菜豆浆汁

清理体内的致癌物质

材料（2人份）

● 卷心菜 2片叶（大）
● 豆浆 400毫升

做法

① 取干净的卷心菜叶子，切成碎片。
② 将切好的卷心菜和豆浆一起放入榨汁机榨汁。

※卷心菜叶可以用开水焯一下，如果使用新鲜的菜叶营养更丰富

关键词——异硫氰酸酯

这种含硫化合物是鲜卷心菜香味的来源，它有去除活性氧、消除致癌物质毒性的功效。

和卷心菜一样同属十字花科类植物的其他蔬菜也有同样的功效。

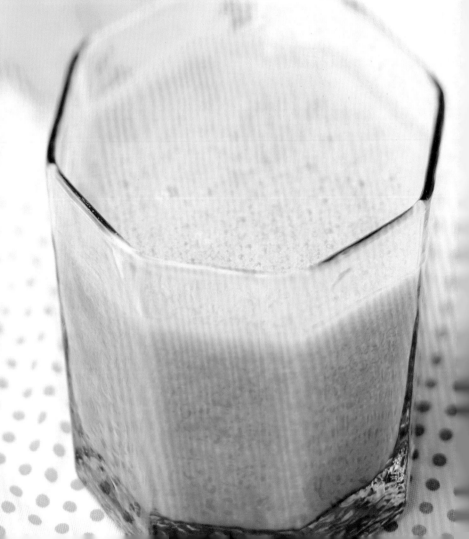

配方
185

番茄红彩椒香蕉果汁

集合了抗癌的三大主力

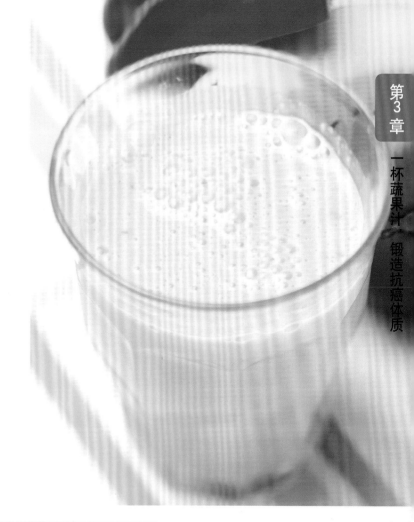

关键词——番茄红素和香蕉

番茄中含有番茄红素，红彩椒中含有辣椒红素，它们都有很强的抗氧化作用。尤其是番茄，具有极强的抗癌效果。香蕉对增强白细胞的活性有很强的功效。

材料（2人份）
- 红彩椒 半个
- 番茄 两个（中）
- 香蕉 一根
- 矿泉水 300毫升

做法

① 红彩椒去籽并切碎。
② 在番茄的表面切一个口子，用沸水焯一下。
③ 剥去番茄的表皮。
④ 将番茄切成大块。
⑤ 将香蕉切成适当大小。
⑥ 把红彩椒和切好的番茄、香蕉放入搅拌机中，并加入矿泉水，搅拌榨汁。

番茄汁

消灭体内的活性氧

做法

1. 在番茄的表面切开一个口子，用沸水烫一下。
2. 剥去番茄的表皮。
3. 将番茄切成大块。
4. 将其放入榨汁机搅拌。
5. 根据个人喜好，可加入柠檬切片、食盐、红辣椒等。如果想加入蜂蜜，可以和番茄一起放入榨汁机中搅拌。

请注意这种成分！

番茄红素

这是番茄中含有的红色素，是一种类胡萝卜素。番茄红素有很强的抗氧化作用。

番茄红素的抗氧化作用是维生素E的100倍，是β-胡萝卜素的两倍之多。它有激活抗癌基因的功能。

关键词——活性氧

活性氧可以击退入侵人体的细菌，但它过度增加会导致身体细胞和组织受到氧化作用而变得极其脆弱。活性氧的氧化作用能使细胞和组织发生变异，产生癌细胞。抗氧化作用能够消除体内的活性氧。

番茄的故事

番茄有红色系和粉红色系两大类。含有大量番茄红素的是红色系番茄。餐桌上摆放的可生吃的番茄多为粉红色系。制作番茄汁及番茄酱时大多使用红色系。随着人们对番茄红素的了解，红色系番茄也渐渐走入了千家万户。

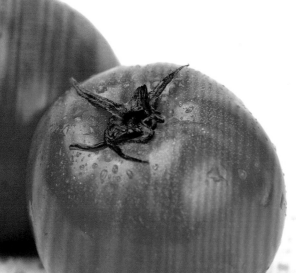

番茄汁

小贴士！
根据个人口味调制
不同的美味

[+食盐]充分提取番茄原有的甘甜
[+红辣椒]让你有爽爽的口感
[+胡椒]弥漫的香气，别有一番风味

西兰花胡萝卜汁

西兰花含有抗癌的色素

材料（2人份）

- 西兰花　两簇
- 胡萝卜　半根
- 矿泉水　400毫升

做法

1. 将西兰花用沸水迅速地焯一下，或者在微波炉中加热一下。
2. 胡萝卜切碎。
3. 将西兰花和切好的胡萝卜与矿泉水一起放入榨汁机中榨汁。

关键词——萝卜硫素

　　卷心菜等蔬菜中含有的异硫氰酸酯中的一种，是西兰花特有的色素。

　　它有提高解毒酵素功效的作用，这种解毒酵素能使致癌物质无害化。

　　值得一提的是，西兰花的新芽比成熟的西兰花含有更多的萝卜硫素。

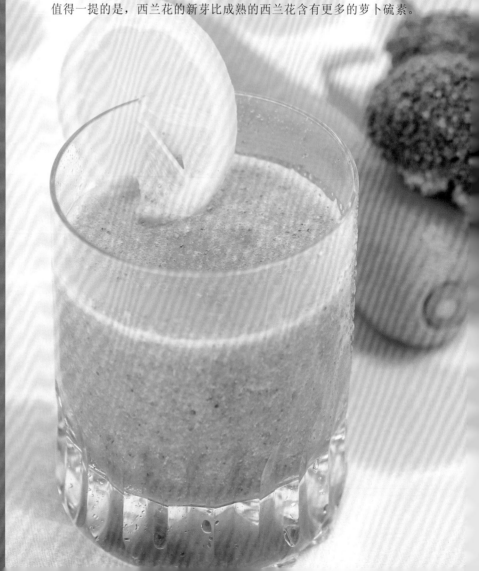

配方
188

番茄胡萝卜汁

β-胡萝卜素和番茄红素拥有巨大的能量

关键词——β-胡萝卜素和番茄红素

无论是番茄还是胡萝卜都含有丰富的β-胡萝卜素。β-胡萝卜素有抗氧化的功效，能抑制活性氧、预防癌症；同时还有保护皮肤黏膜的作用。

番茄中含有的番茄红素比β-胡萝卜素具有更强的抗氧化作用。

材料（2人份）
- 番茄 四个（中等大小）
- 胡萝卜 半根
※根据个人的喜好，可适量添加盐、辣椒汁、蜂蜜等

做法
1. 在番茄的表面切开一个口，用沸水烫一下。
2. 剥去番茄的表皮。
3. 将番茄切成大块。
4. 胡萝卜去皮并切碎。
5. 将胡萝卜和番茄放入榨汁机搅拌。
※按照个人的喜好，可添加柠檬汁、盐、辣椒汁等。如果想加点蜂蜜，要和番茄一起放入榨汁机

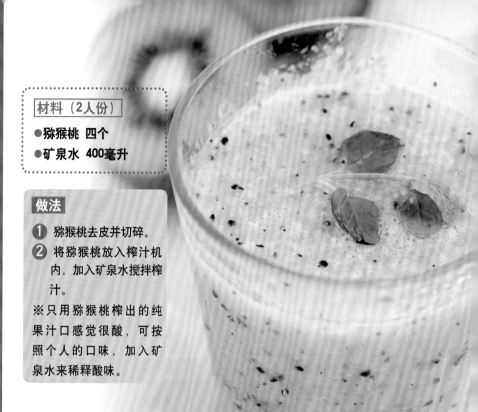

猕猴桃汁

增强白细胞的活性

材料（2人份）
- 猕猴桃 四个
- 矿泉水 400毫升

做法

① 猕猴桃去皮并切碎。

② 将猕猴桃放入榨汁机内，加入矿泉水搅拌榨汁。

※ 只用猕猴桃榨出的纯果汁口感觉很酸，可按照个人的口味，加入矿泉水来稀释酸味。

芝麻油梨果汁

「森林黄油」与木脂素的力量

材料（2人份）
- 油梨 一个
- 牛奶 400毫升
- 芝麻 两大匙

※炒芝麻、芝麻粉、芝麻酱等皆可

做法

① 油梨去籽，用汤匙取出果肉。

② 把油梨、牛奶、芝麻放入搅拌机内搅拌。

海蕴果汁

口感润滑，可抑制癌症

材料（2人份）
- ●海蕴　30克
- ●豆浆　300毫升

做法
1. 海蕴切碎。
2. 把海蕴和豆浆放入榨汁机内搅拌。

关键词——褐藻多糖硫酸酯

这种物质是多糖——盐藻糖的一种，口感十分润滑。褐藻多糖硫酸酯有增强白细胞活性及抗癌的功效。

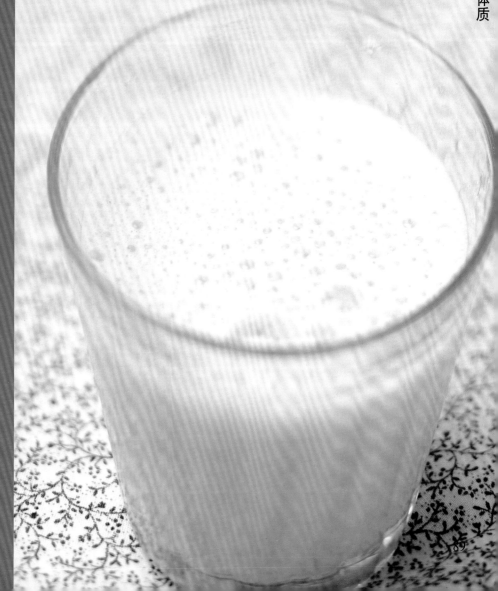

西瓜汁

富含红色素，抵挡癌症的侵袭！

材料（2人份）

●西瓜 小西瓜的四分之一

※根据个人的口味，可适当添加食盐

做法

① 去除瓜籽，再将西瓜切成适当大小。

② 将切好的西瓜放入榨汁机内搅拌榨汁。

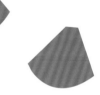

请注意这种成分！

番茄红素

是类胡萝卜素的一种，有增强白细胞活性的功效。番茄中含有大量的番茄红素，除此之外，番石榴、木瓜、粉红葡萄柚中也含有较多的番茄红素。

西瓜更是富含丰富的番茄红素。

关键词——红色素

红色食物常常含有番茄红素，番茄和西瓜的红色来源于这一物质。颜色越红，果实越成熟，番茄红素的量也就越多。

西瓜的故事

西瓜有助于夏季补水，而且，它还有利尿作用，对肾脏疾病及高血压也很有好处。晒干了的瓜籽还能当作退烧药使用。

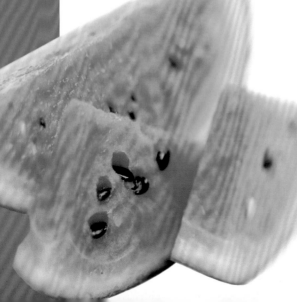

西瓜汁

小贴士！

黄西瓜中几乎没有番茄红素

黄西瓜中所含的色素不是番茄红素，而是叶黄素。如果想摄取番茄红素这种营养，建议选择红西瓜。

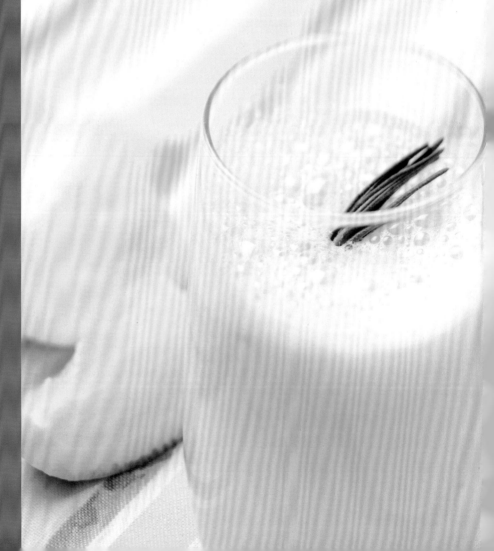

葡萄柚汁
爱护身体的微苦味道

材料（2人份）

●葡萄柚 两个
※根据个人的口味，可适量加入蜂蜜

做法

① 葡萄柚去皮，去除白络。
② 掰成一瓣一瓣的，放入榨汁机榨汁。

关键词——柚皮苷

这是葡萄柚特有的一种苦性成分，有抑制致癌物质活性的功效。葡萄柚能增加高血压药和安眠药在血液中的药物浓度，所以，服药的时候请不要食用它们。

配方
194

海带西芹汁

海带与西芹：巨大
勾毕量

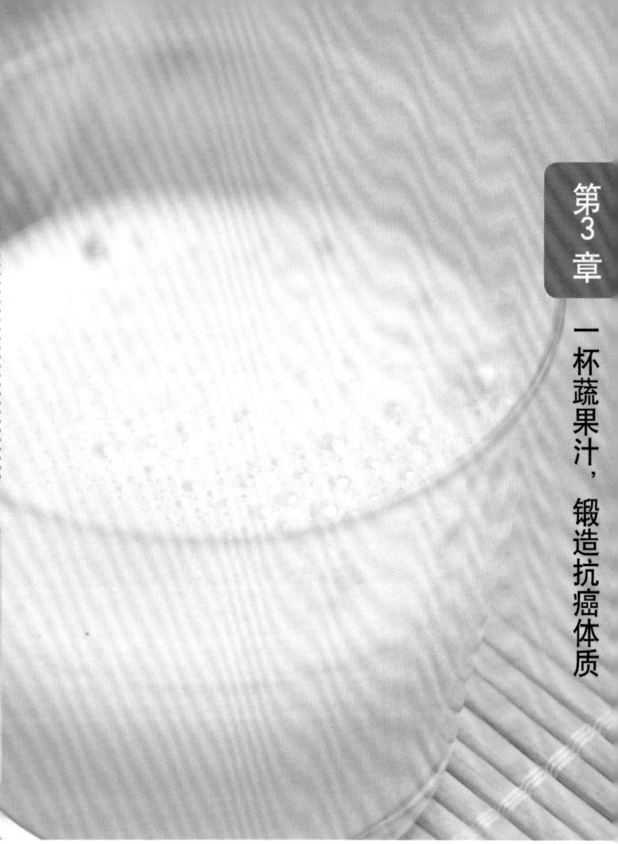

材料（2人份）
● 西芹 半根
● 海带汤 400毫升
※用海带熬汤，冷却。也可以使用市面上卖的海带茶

做法
1 取西芹的茎和叶，切碎。
2 将切好的西芹和海带汤（海带茶）放入榨汁机内搅拌榨汁。

配方
195

姜黄酸奶果汁

酸奶：有利于姜黄素
勾及又

材料（2人份）
● 酸奶 400毫升
● 姜黄粉 两小匙
※也可以使用酸奶乳酪

做法
1 将酸奶放入榨汁机。
2 再把姜黄粉放入榨汁机内搅拌。

牛奶红辣椒汁

辣椒红素具有抗氧化的能量

材料（2人份）

● 红辣椒 两个
● 牛奶400毫升
※ 也可以使用红彩椒

做法

1. 红辣椒可直接使用，也可焯一下再用。
2. 把红辣椒切碎。
3. 将红辣椒和牛奶放入榨汁机内搅拌榨汁。

请注意这种成分！

辣椒红素

辣椒红素是红辣椒中的一种红色素，属于类胡萝卜素的一种。与青椒相比，红辣椒含有更丰富的维生素和类胡萝卜素。辣椒红素和番茄中所含的番茄红素一样，有强大的抗氧化功效。

关键词——茄科植物

茄子、番茄、青椒、红灯笼椒、番椒等都属于茄科植物，对身体很有好处。红番椒中也含有大量的辣椒红素。

现在减肥成为一种流行趋势，红灯笼椒中的辛辣成分——辣椒素也因此倍受关注。注意哦，这种成分不是辣椒红素。

红辣椒的故事

青辣椒成熟之后就会变成青红椒。"Paprika"（红辣椒）这一名词来源于匈牙利，它所代表的辣椒比青红椒甜而大。除了红辣椒之外，还有黄辣椒，但由于辣椒素是红色素，所以，红辣椒中的辣椒素含量最为丰富。

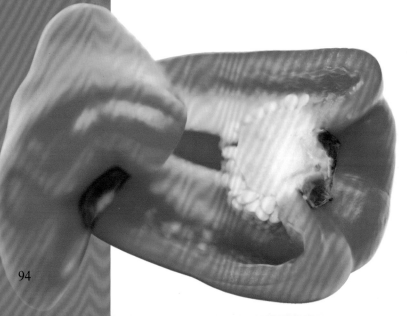

牛奶红辣椒汁

小贴士！
增加调味料的口感

红辣椒可以用来制作调味料，并且没有很浓重的辛辣口味。所以，可以试着在果汁中加一些红辣椒粉，这能给果汁添加浓墨淡彩的一笔哦。

配方 197

番茄西兰花汁

抑制癌症的营养素：番茄红素和萝卜硫素

材料（2人份）

- 西兰花 两瓣
- 番茄 一个
- 矿泉水 400毫升

做法

1. 将西兰花用沸水迅速焯一下，或者用微波炉加热。
2. 在番茄的表面切一个口，用沸水烫一下。
3. 剥去番茄的表皮。
4. 将番茄切成大块。
5. 把西兰花、番茄与矿泉水一起放入榨汁机中搅拌榨汁。

请注意这种成分！

萝卜硫素

萝卜硫素是众多具有抗癌活性的异硫氰酸酯的一种，它是西兰花中富含的一种植物化学物质，卷心菜等蔬菜中也普遍含有这种物质。萝卜硫素能增强解毒酵素的功效，消除致癌物质的毒性。另外，番茄含有的番茄红素也具有很强的抗氧化作用。所以，番茄西兰花果汁可谓是两大抗癌主力的联盟。

关键词——新芽

西兰花的新芽比成熟后的西兰花含有更多的萝卜硫素。

番茄的故事

西兰花刚发芽的时候萝卜硫素的含量最多。番茄的颜色越红，番茄红素的含量就越多。如果买不到熟透了的番茄，也可以使用番茄罐头。番茄红素不会在加热时被破坏。

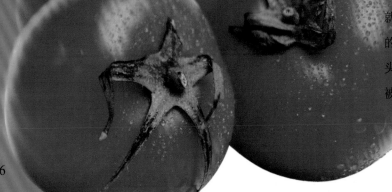

小贴士！
加点荷兰芹

荷兰芹中含有丰富的胡萝卜素，把它放进番茄西兰花果汁中一起享用吧。

番茄西兰花汁

预防癌症的力量
咖啡改良果汁

配方
198

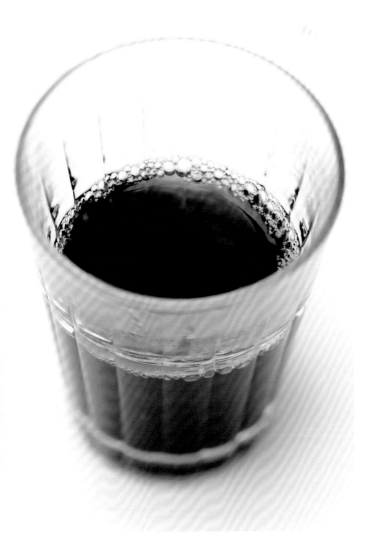

重点推荐!

● 绿原酸是香精的一种成分，它是一种多酚，具有抗氧化的作用
● 咖啡因有消炎的作用

咖啡中含有的绿原酸能减少身体内活性氧的产生、预防癌症。

此外，咖啡具有消炎的作用，能改善呼吸道炎症，防止细胞受损，预防癌症。

快速调配法

在不同的果汁中加入咖啡能调配出更多美味的改良咖啡，例如，可以在香蕉、大豆、杏仁、牛奶中加入冷却后的咖啡，再一起放入榨汁机，很快就可以品尝到改良咖啡的美味了。

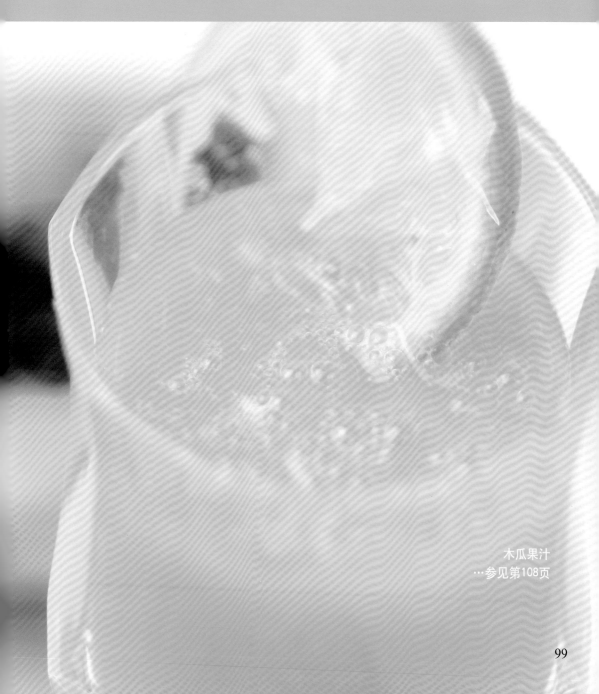

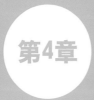

第4章

一杯蔬果汁，治疗肠胃、肝脏疾病

木瓜果汁
…参见第108页

有些人饭后肠胃和肝脏常常会感到不适。肠胃和肝脏跟我们的饮食生活有着密切的关系。偏食和饮酒等不良的生活习惯会对肠胃和肝脏产生极为有害的影响，肠胃和肝脏的不适又会波及全身。如果对这些状况置之不理，则有可能导致重病。

我们应积极地摄取对肠胃和肝脏有益的食物。

有胃炎和胃溃疡的人，要选择能缓解胃部炎症、保护胃黏膜的食材；如果患有肠炎，则要选择能增强肠道功能、增加肠内有益细菌、缓解肠道炎症的食材；而有肝炎的人，选择能分解酒精、减少肝脏负担、增强肝功能的材料是最好不过的了。

胃很脆弱，很容易受到压力的不良影响，引起肠胃不消化、胃炎、胃痛和胃溃疡。所以，多吃能缓解压力的食物对肠胃也能起到很好的保护作用。

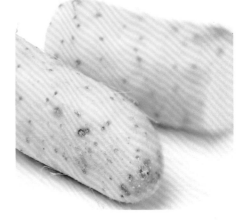

肝脏被称为"沉默的器官"，因为它常常肩负着压力而超负荷运转。如果不及时帮助肝脏释放压力，肝脏的负担就会越来越重，不知不觉地，就会从肝硬化逐渐发展成为肝癌，等到发觉时，却已无回天之力。因此我们要在日常生活中养成喝健康果汁的习惯，慢慢地减少肝脏负担，做到防患于未然。

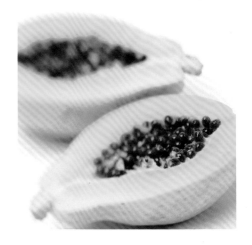

治疗肠胃、肝脏疾病的25个蔬果汁配方 ㉕

蔬 果 汁	材 料	功 效
紫苏卷心菜果汁	紫苏叶+卷心菜+矿泉水	治疗胃溃疡
土豆果汁	土豆+牛奶+酸奶	治疗胃溃疡
土豆豆浆果汁	土豆+牛奶+豆浆	治疗胃溃疡
山药紫苏果汁	山药+紫苏叶+矿泉水	改善胃炎
秋葵山药果汁	秋葵+山药+清炖肉汤	改善胃炎
秋葵果醋果汁	秋葵+果醋+蜂蜜水	改善胃炎
香蕉果醋果汁	香蕉+果醋+蜂蜜水	改善胃炎
萝卜荞麦茶	萝卜泥+荞麦茶	改善胃炎
萝卜香蕉果汁	萝卜泥+香蕉果汁	改善胃炎
苹果猕猴桃汁	猕猴桃+苹果汁	宁心安神
西芹果醋果汁	西芹+果醋+蜂蜜水	宁心安神
木瓜芒果汁	木瓜+芒果	调理肠胃
草莓乳酸菌果汁	乳酸菌饮料+草莓汁	调理肠胃
豆浆酸奶汁	豆浆+酸奶	调理肠胃
莴苣汁	莴苣+蜂蜜水	调理肠胃
小松菜苹果醋汁	小松菜+苹果醋	调理肠胃
芜菁苹果醋汁	芜菁+苹果醋	调理肠胃
芜菁浓汤汁	芜菁+法国浓汤	调理肠胃
姜黄胡萝卜果汁	胡萝卜+姜黄粉+矿泉水	增强肝功能
菠萝酸奶果汁	菠萝+酸奶	增强肝功能
芝麻菠萝果汁	菠萝+芝麻	增强肝功能
青梅蜂蜜果汁	青梅+蜂蜜水	增强肝功能
葡萄柚番茄汁	葡萄柚+番茄汁	增强肝功能
葡萄柚荔枝果汁	葡萄柚+荔枝果汁	增强肝功能
葡萄柚抹茶果汁	葡萄柚+抹茶粉	增强肝功能

卷心菜汁

清除活性氧，增强白细胞的活性

材料（2人份）

● 卷心菜 两片菜叶（大）
● 矿泉水 400毫升
※按照个人的口味，可适量添加蜂蜜

做法

① 卷心菜叶去掉外层不好的叶子后洗净、切碎。
② 把卷心菜和矿泉水放入榨汁机内搅拌榨汁。
※卷心菜叶可以先用沸水焯一下，但生吃的话营养更丰富。

请注意这种成分！

维生素u

这是一种可以抗溃疡的物质，主要用于治疗胃溃疡和十二指肠溃疡。除此之外，还有健脾健胃的作用。

它含有一种名为异硫氰酸酯的含硫化合物，这种物质能够清理体内的活性氧，增强白细胞的活性，解除致癌物质的毒性，有抗癌功效。

关键词——碘甲基甲硫基丁氨酸

是维生素u的学名，最早在卷心菜中被发现。人们发现它有保护肠胃的作用。碘甲基甲硫基丁氨酸具有保护胃黏膜和缓解、控制炎症的功效。

卷心菜的故事

卷心菜由羽衣甘蓝发展而来，它是蔬菜汁的常用原料。紫色卷心菜中含有丰富的天然紫色素。

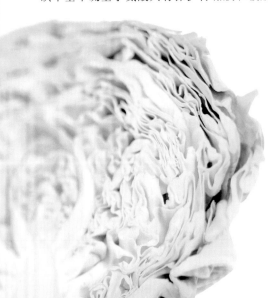

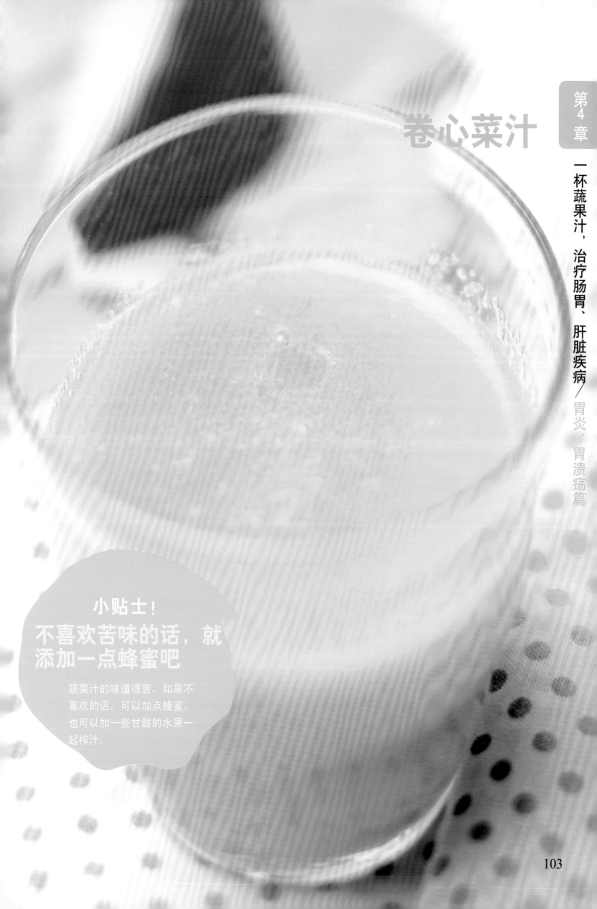

卷心菜汁

一杯蔬果汁，治疗肠胃、肝脏疾病／胃炎、胃溃疡篇

小贴士！

不喜欢苦味的话，就添加一点蜂蜜吧

蔬菜汁的味道很苦，如果不喜欢的话，可以加点蜂蜜，也可以加一些甘甜的水果一起榨汁。

山药酸奶汁

黏滑的感觉，守护您的胃壁

材料（2人份）

- 山药 约10厘米长
- 酸奶 300毫升

※按照个人的口味，可适量添加蜂蜜

做法

① 把山药洗干净、去皮。
② 把山药切成块。
③ 把山药和酸奶放入榨汁机中搅拌。

请注意这种成分！

黏蛋白

多糖类（某种食物纤维）的一种，具有黏性，有保护胃壁、修复受损黏膜的功效。这种物质能增强肠胃的功能，对预防胃炎和胃溃疡也很有效果。

关键词——淀粉酶

众所周知，胡萝卜中的淀粉酶有助于消化淀粉，而山药中也含有淀粉酶。它能起到改善肠胃功能，促进肠胃消化的作用。

山药经过加热后，它的营养成分会遭到破坏，建议尽量生食。

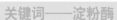

山药的故事

山药中，除了有长山药、日本山药、佛掌山药之外，还有野山药、参薯等品种。野山药的日本名字写作"自然薯"，产自日本，在山野里自然生长。参薯的日本名字写作"大薯"，产自四国、九州、冲绳等气候温暖的地方。

山药酸奶汁

小贴士！
少放水可以达到最佳的黏稠状态

按照个人喜好减少酸奶的用量，并且少放水或者添加冰激凌，可以让原来的果汁喝起来有种黏稠的甜品感觉。用勺子轻轻一舀果汁，黏稠黏稠的，这样的状态是最佳的。

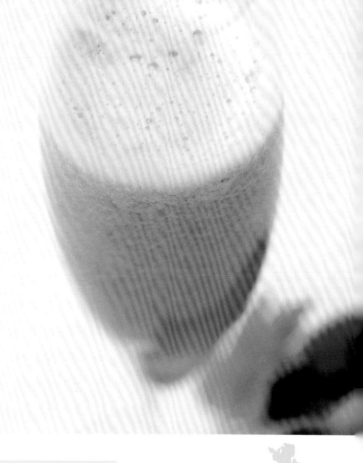

配方
226

番茄西芹汁

消炎、抗疲劳

关键词——消炎作用

番茄有抗氧化和消炎的作用，能够调节肠胃。西芹有调节中枢神经、镇静安神的作用。

除此之外，西芹还能调节控制血压的激素，使其保持在正常的水平。

材料（2人份）

- 西芹 半根
- 番茄 四个
- 矿泉水 300毫升

做法

1. 去除西芹的筋，将其切成适当大小。
2. 在番茄的表面切开一个口子，用沸水烫一下。
3. 剥去番茄的表皮。
4. 将番茄切成几个大块。
5. 把切好的西芹、番茄和矿泉水一起放入榨汁机内搅拌榨汁。

配方
227

西芹香蕉可可汁

可可多酚的功效

材料（2人份）

- 西芹半根
- 香蕉 一根
- 矿泉水 300毫升
- 可可粉 适量

做法

1. 取西芹的茎和叶，切碎。
2. 将香蕉切成适当大小。
3. 把西芹和香蕉放入榨汁机中。
4. 把可可粉和矿泉水加入榨汁机内搅拌榨汁。

关键词——多酚

可可豆中含有的多酚具有很强的抗癌作用，而且还有预防胃溃疡的功效。

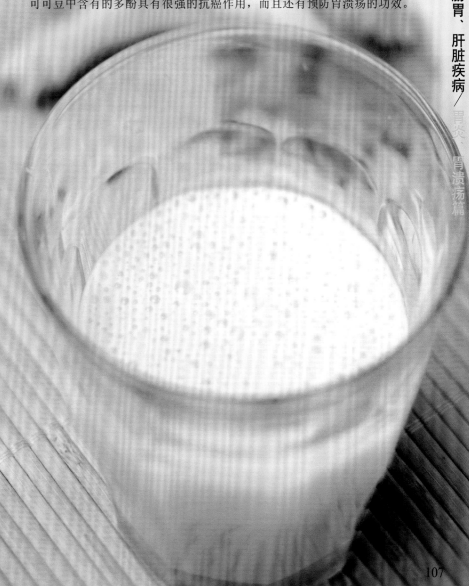

木瓜果汁

帮助消化，缓解炎症

材料（2人份）
- ●木瓜 半个
- ●酸橙 适量
- ※可以按照个人的口味加入适量的矿泉水

做法
① 用勺子挖取木瓜，放入榨汁机。
② 再把酸橙放入榨汁机中榨取果汁。

请注意这种成分！

木瓜蛋白酶

木瓜中含有的一种蛋白质消化酶有缓解炎症的作用，对于烫伤、烧伤以及皮肤伤口的治疗有很好的疗效。除此之外，它对肠胃也很有好处，不仅能缓解消化不良、胃灼热等症状，还能改善肠内环境。

关键词——橘黄色

木瓜是橘黄色的，和柑橘、萝卜一样，富含β-胡萝卜素。
木瓜具有防癌功效。

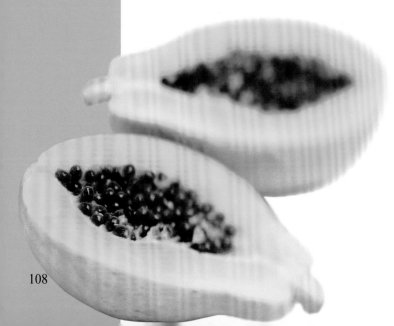

木瓜的故事

木瓜来自温暖的南方国度。除了享用成熟的木瓜，人们还有用醋凉拌青木瓜的习俗。尽管木瓜中β-胡萝卜素的含量并不高，但食物纤维含量很丰富，能起到调节肠胃的作用。

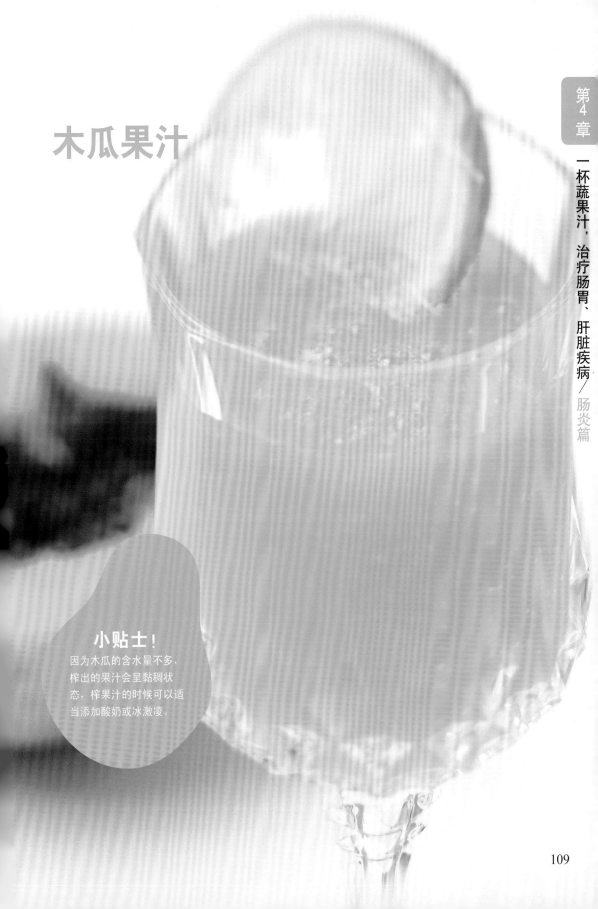

木瓜果汁

小贴士！

因为木瓜的含水量不多，榨出的果汁会呈黏稠状态，榨果汁的时候可以适当添加酸奶或冰激凌。

乳酸菌西芹汁

西芹可以增强乳酸菌的功效

材料（2人份）

- 西芹 半根
- 乳酸菌饮料 400毫升

※可按照个人的口味，使用市场上卖的乳酸菌饮料

做法

1. 取西芹的茎和叶切碎。
2. 将西芹和乳酸菌饮料放入榨汁机内搅拌榨汁。

关键词——乳酸菌

乳酸菌包括双歧杆菌、益力多乳酸菌、保加利亚乳杆菌、嗜酸乳杆菌等可以分解肠内糖分、释放乳酸的细菌。

乳酸菌是对身体有益的细菌，能保护肠胃健康。它还能遏制肠内有害细菌繁殖，调节肠胃功能。

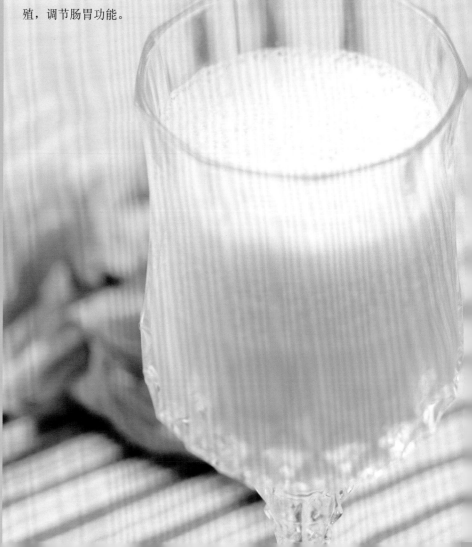

乳酸菌香蕉果汁

疏通肠道，减轻肝脏负担

材料（2人份）

- 香蕉 一根
- 乳酸菌饮料 400毫升

※可根据个人的口味，使用市场上卖的乳酸菌饮料

做法

① 将香蕉切成适当大小。

② 把香蕉和乳酸菌饮料放入榨汁机内搅拌榨汁。

关键词——乳酸菌

乳酸菌可以吸附肠内的有害物质，并将其排出体外，它不仅有预防大肠癌的功效，它还有提高免疫力、保护肝脏的作用。

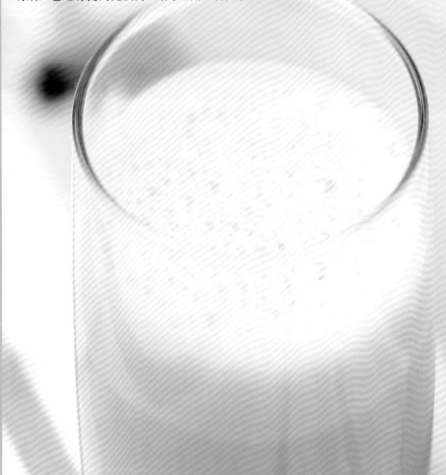

姜黄香蕉牛奶汁

改善肝脏功能

材料（2人份）

- 香蕉 一根
- 牛奶 400毫升
- 姜黄粉 两小勺

做法

1. 香蕉剥皮，去掉丝络，切成适当大小。
2. 将切好的香蕉放入榨汁机，加入牛奶。
3. 把姜黄粉放入榨汁机。
4. 搅拌榨汁。

请注意这种成分！

姜黄素

姜黄素是姜科多年生草本植物——姜黄中含有的一种黄色素。咖喱、芥末呈黄色都是因为含有姜黄素。

姜黄素有抗氧化的作用。它能够提高酒精分解酶的分解率，降低血液中的酒精含量，减轻或防治酒精诱导的肝损伤，起到解酒护肝的作用。

关键词——调味料

姜黄作为一种香辛调味料经常用于咖喱中，它富含很多抗氧化物质。与姜黄一样有抗氧化作用的调味料还有生姜、大蒜、辣椒以及香草中的迷迭香、麝香等等。

姜黄的故事

尽管我们平时很少看到姜黄，但市场上销售的姜黄粉却很常见。除此之外，还有春姜、秋姜药片，以及生姜茶、生姜饮料等相关食品。

姜黄香蕉牛奶汁

小贴士！
轻松获取姜黄的能量

请按照个人的口味适量添加姜黄粉。除了姜黄香蕉果汁，喝其他的果汁时也可以添加一勺姜黄粉。获取生姜的能量就是这么简单！

113

西兰花芝麻汁

芝麻的能量与异硫氰酸酯

材料（2人份）

- 西兰花　两棵
- 矿泉水　400毫升
- 矿泉水　400毫升
- ※熟芝麻、芝麻粉等皆可

做法

1. 将西兰花用沸水迅速焯一下，或者用微波炉加热。
2. 把西兰花、芝麻和矿泉水放入榨汁机内搅拌榨汁。

请注意这种成分！

木脂素

芝麻是胡麻科植物的种子。芝麻富含木脂素。木脂素有很强的抗氧化作用，能提高肝脏功能、抑制肝癌的产生。

木脂素和维生素E同时服用，能增强去除体内活性氧的功效。

关键词——芝麻林素

芝麻林素是芝麻中的一种木脂素。炒芝麻时，芝麻林素能生成具有抗氧化作用的芝麻酚。

熟芝麻的优点除了香味浓郁、能促进食欲外，它的抗氧化功效也比生芝麻提高了许多。

芝麻的故事

世界上大约有3000种芝麻，所有品种的芝麻都含有丰富的木脂素。古代的人们就开始将芝麻用于制作香辛调味料，在古代文明遗址中也能找到芝麻的踪迹。

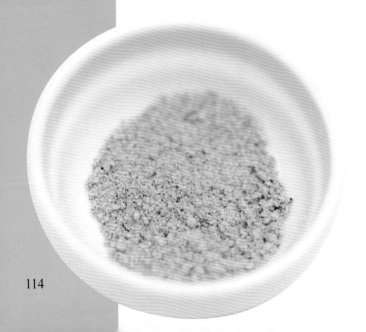

西兰花芝麻汁

小贴士！

撒一点在果汁中就足矣

在家中把芝麻炒熟或磨成粉后将其保存起来，需要时取用。现在从市场上也可以买到很多种类的芝麻，这也是很便利的方法。

一杯果汁促进胃部消化

柑橘类果汁 配方 198

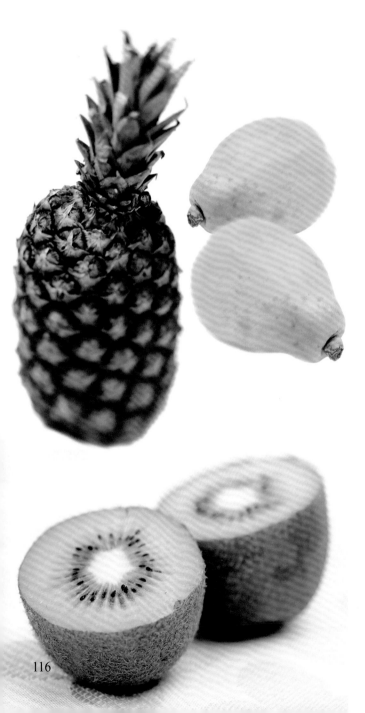

重点推荐!

● 柑橘类水果中含有大量的
类黄酮
● 对糖尿病有很好的疗效

　　蜜橘、香橙、橙子等柑橘类水果中含有丰富的类黄酮和类胡萝卜素。

　　而且，柑橘类水果还以富含维生素C闻名于世。建议多用它们制作各种果汁，并享受由此带来的乐趣吧。柑橘类水果含有充足的水分，你可以用它们榨取100%新鲜的原味果汁。

快速烹调法

为了使柑橘类果汁的口感更好，榨汁前除了要剥皮，还要去除籽和白色的橘络。酸味太强或水分太少的时候，可以适当添加矿泉水。

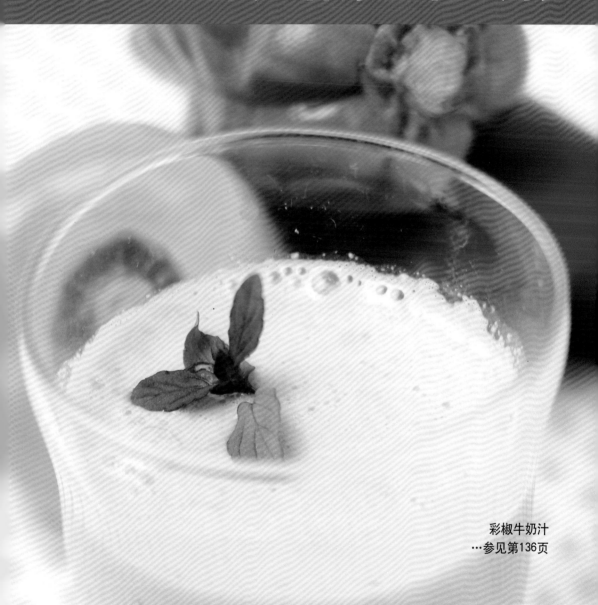

第5章

一杯蔬果汁，治疗女性疾病

彩椒牛奶汁
…参见第136页

很多女性深受贫血、畏寒、便秘、腹泻、皮肤问题、月经异常等各种病症的困扰。其中，最典型的女性疾病就是月经异常，包括痛经、月经不调、头痛、腰痛、上火等各种症状。

如果女性激素出现异常，很容易产生以上症状。为此，喝果汁治疗时需要使用能调节女性激素的食材。

另外，由于女性每月要来月经，很容易导致贫血，所以，补充铁也十分重要。

对于畏寒体质的人来说，还有必要补充温性、活血的食物。

有便秘或腹泻症状时，要多吃能改善肠胃环境的食物。

皮肤不好的女性应该多吃有美容功效的食材。例如，富含维生素C和维生素E的食物有很好的美容效果。

大豆中的异黄酮具有植物雌激素活性，在结构上类似于人体内产生的雌激素，进入体内的异黄酮和女性激素中的雌激素一样能发挥相同的功效。当雌性激素不足时可起到类雌激素效果，而雌性激素过剩时又起到抗激素作用。所以，女性要多吃大豆、乳制品和豆腐。

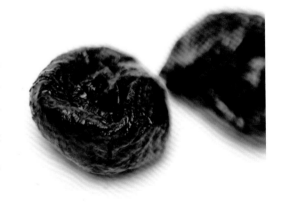

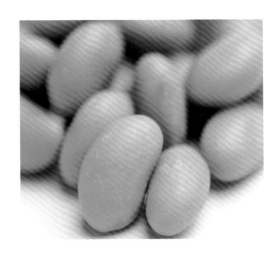

治疗女性疾病的25个蔬果汁配方 ㉕

果　汁	材　料	功　效
杏仁茶	杏仁+红茶	改善贫血
杏仁可可	杏仁+可可粉+牛奶	改善贫血
柠檬豆浆	豆浆+柠檬汁	改善贫血、美肤
菠菜芒果汁	菠菜+芒果	改善贫血
大蒜豆浆果汁	豆浆+大蒜泥	改善畏寒
菠萝生姜果汁	菠萝+生姜泥	改善畏寒
生姜荞麦茶	生姜泥+荞麦茶	改善畏寒
红彩椒生姜果汁	红彩椒+生姜泥+矿泉水	改善畏寒
姜黄西瓜果汁	姜黄粉+西瓜	改善畏寒
桃汁牛奶	桃+牛奶	改善便秘
桃汁红茶	桃+红茶	改善便秘
乌龙茶桃果汁	乌龙茶+桃	改善便秘
乌龙茶梨果汁	乌龙茶+梨	改善便秘
苹果牛奶	苹果+牛奶	改善便秘
莴苣豆浆果汁	莴苣+豆浆	改善便秘
可可橙汁	可可粉+橙汁	改善皮肤问题
猕猴桃抹茶果汁	猕猴桃+抹茶粉+矿泉水	改善皮肤干燥
青椒苹果汁	青椒+苹果汁	美肤
青椒菠萝汁	青椒+菠萝汁	美肤
葡萄柚草莓汁	葡萄柚+草莓	美肤
柠檬桃果汁	柠檬+桃+矿泉水	美肤
鳄梨玉米果汁	鳄梨+玉米汤	美肤
草莓大豆果汁	草莓+大豆（煮过）+矿泉水	改善月经异常
豆浆芒果汁	豆浆+芒果	改善月经异常
豆浆荔枝果汁	豆浆+荔枝	改善月经异常

梅脯红茶果汁

花色素和铁的功效

材料（2人份）

● 梅脯　大约六粒
● 红茶　400毫升
※ 可以使用煮好之后冷却的红茶，也可以使用市面上销售的红茶

做法

① 去除梅脯的核，再将其切成适当大小。
② 将梅脯和红茶放入榨汁机内搅拌榨汁。

请注意这种成分！

铁

铁能在体内运送氧气。如果体内缺铁，就会因为缺氧而导致贫血。很多女性贫血都是缺铁导致的，因为女性来月经时会流失一部分铁。

梅脯中含有丰富的铁。

关键词——血红蛋白

血红蛋白是血液中红细胞的一种细胞色素。铁是血红蛋白的成分之一。铁能够和氧结合，向体内运输氧气。

梅脯的故事

新鲜的李子，晒干之后称为"梅脯"。李子有300多个品种，是蔷薇科、樱亚科植物，和杏、梅、桃、樱等植物有近亲关系。

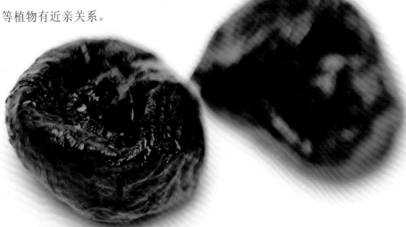

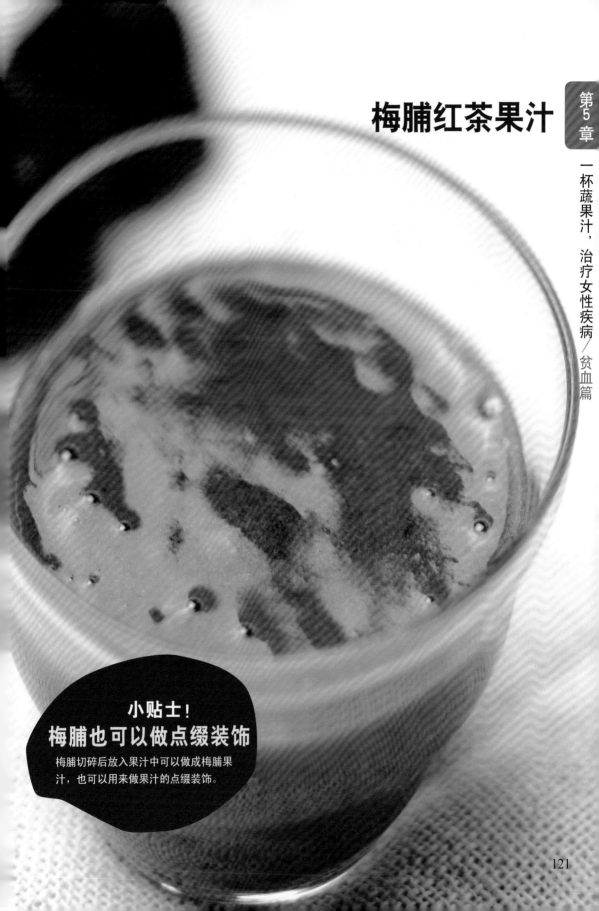

梅脯红茶果汁

小贴士！
梅脯也可以做点缀装饰

梅脯切碎后放入果汁中可以做成梅脯果
汁，也可以用来做果汁的点缀装饰。

草莓牛奶果汁

维生素B₁₂和维生素C的巨大能量

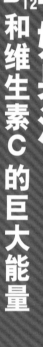

材料（2人份）
- 草莓 8颗
- 牛奶 400毫升

做法
1. 草莓去掉叶子，用水洗净并切碎。
2. 把牛奶和草莓放入榨汁机内搅拌榨汁。

请注意这种成分！

叶酸

草莓中的叶酸和维生素B₁₂能够相互作用促进红细胞的生成，有预防贫血的功效。

另外，草莓中含有的维生素C能提高身体的免疫力。维生素C和胶原质相互作用能使皮肤保持紧绷。

关键词——每天8颗

草莓中含有丰富的维生素C。每天吃7-8颗草莓，就可以补充身体必需的维生素C成分。

除此之外，草莓中还含有食物纤维、钾、铁等成分，这些成分对人体有着不同的功效。其中，铁能改善贫血症状。

草莓的故事

初春到初夏是吃草莓的时节。现在，通过大棚栽培和品种改良，一年四季都可以吃上新鲜的草莓了。但是就营养比较而言，露天栽培、经过阳光沐浴过的草莓依然是最好的。

草莓牛奶果汁

小贴士！
冷冻储存草莓

草莓是极易腐烂的水果。可以先将草莓切好，冷冻保存，制作果汁的时候再取出来使用。盛夏时节，吃冰爽的草莓是再好不过的了。

胡萝卜苹果醋汁

醋·促进血液循环的良方

材料（2人份）

● 胡萝卜 半根
● 苹果醋 10毫升（按照个人的口味适当添加矿泉水）

※除苹果醋之外，也可以使用自己喜欢的果醋

做法

① 胡萝卜切碎。
② 用矿泉水稀释苹果醋。
③ 将胡萝卜和苹果醋放入榨汁机内搅拌榨汁。

请注意这种成分！

柠檬酸

柠檬酸有净化血液的作用，能将偏酸性血液变成弱碱性的。体内的血液呈弱碱性，身体就能保持比较强的自然治愈能力。另外，血液循环保持畅通还能改善畏寒体质。

关键词——柠檬酸循环

体内酸性物质增加，就容易感觉疲劳。柠檬酸和酸性物质结合后会产生化学反应，将酸性物质分解，转化为能量，这个过程被称为柠檬酸循环。柠檬酸循环能够消除疲劳。

醋的故事

柑橘类水果及醋中含有丰富的柠檬酸。醋有很多种类，除了用作食物调料的谷物醋，还有水果醋、葡萄醋、番茄醋等。

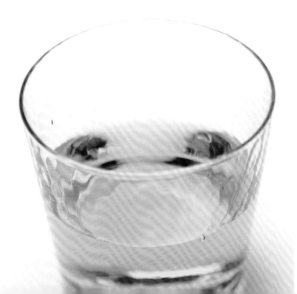

胡萝卜苹果醋汁

小贴士！
果汁里的一滴醋

在调配水果、蔬菜果汁的时候，不妨添加一点醋，醋含有的有机酸能保护维生素C不受破坏。

红薯汁

红薯·保持身体的畅通

材料（2人份）

● 红薯 半根
● 牛奶 400毫升

※红薯不要去皮

做法

① 红薯不要去皮，用沸水快速地烫一下，或者用微波炉加热。

③ 把红薯和牛奶放入榨汁机内搅拌榨汁。

请注意这种成分！

紫茉莉甙

红薯受挤压或切开后会溢出白色的汁水，这种汁水中含有紫茉莉甙，有消除便秘的疗效。

紫茉莉苷位于红薯中靠近表皮的部分，所以榨果汁的时候，不要去掉红薯皮。

关键词——食物纤维

红薯之所以能够治疗便秘，很多人认为是食物纤维的作用。其实，紫茉莉甙才是最大的功臣。当然，在治疗便秘时食物纤维和紫茉莉甙具有双重疗效。

红薯的故事

由于红薯进行过多次的品种改良，所以，种类很丰富。无论哪种红薯都含有紫茉莉甙这种成分。紫色红薯中还含有花色素，对肝功能障碍有很好的疗效。

红薯汁

小贴士！
也可以使用清蒸
红薯或烤红薯

紫茉莉甙耐热，不论是清蒸还是烧烤，
都不会遭到破坏。榨汁的时候，请连皮
一起加热后再放入榨汁机中。

橙汁

刺激肠胃运动

材料（2人份）

●橙子 2个
※请不要使用橙子罐头，而直接使用新鲜的橙子

做法

① 橙子带皮一起切成薄片。
② 把切好的橙子放入榨汁机中搅拌榨汁。

请注意这种成分！

果胶

　　果胶属于水溶性的食物纤维。成熟的水果中含有丰富的果胶，它有增加肠内乳酸菌、改善肠胃的功效。虽然果肉中也有很多果胶，但果皮中果胶的含量最为丰富。所以，榨果汁的时候，不要剥掉橙子皮。

关键词——胆固醇

　　果胶能减少体内的胆固醇。胆汁酸是生成胆固醇时必不可少的成分，果胶能吸收胆汁酸并将其排出体外，这样胆固醇就无法生成了。

橙子的故事

　　橙子的品种很多，挑选的时候请尽量选择颜色较深的。

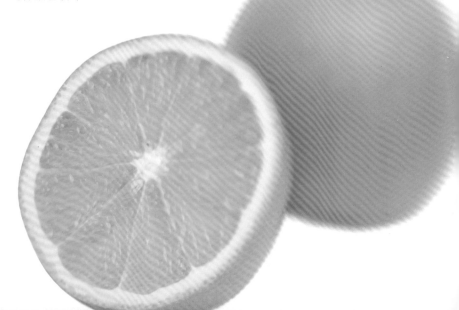

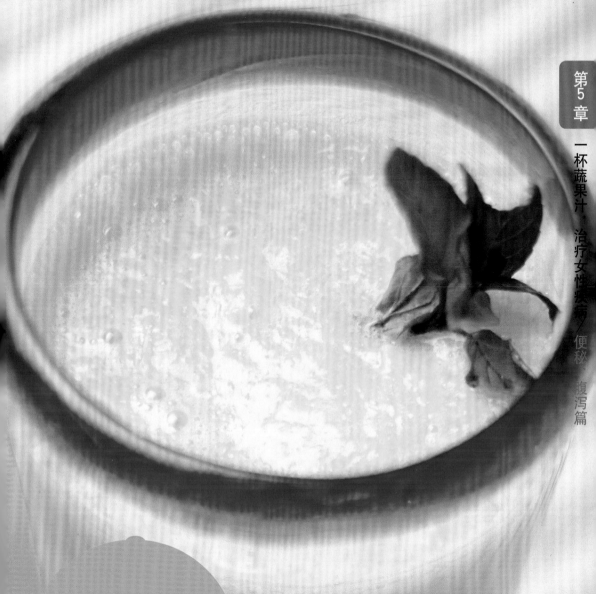

小贴士！
使用完整的橙子

橙子皮和白色橘络中含有丰富的果胶，但在榨汁时很难打成汁。所以，榨汁之前要尽量切碎，然后用榨汁机多榨一会儿。

橙汁

玉米土豆牛奶汁

食物纤维：超强的清洁能力

材料（2人份）

- 煮好的玉米 一根
- 牛奶 400毫升
- 土豆 半个

※如果没有玉米，也可以使用玉米罐头或者玉米汤

做法

1. 从煮好的玉米上剥下玉米粒。
2. 把土豆放入锅中快速地烫一下或者用微波炉加热。
3. 把玉米粒和土豆放入榨汁机中。
4. 加入牛奶，搅拌榨汁

请注意这种成分！

半纤维素

是玉米表皮中含有的一种食物纤维，不溶于水。半纤维素可以促进排便，特别是有害物质的排泄。

除此之外，半纤维素还能预防大肠癌、增加肠内的有益细菌。

关键词——维生素

玉米中含有维生素B_1、维生素B_2和维生素E等成分。

在维生素中，维生素E的抗氧化作用最为显著。此外，维生素E还能改善血液循环、改变畏寒体质、消除肩膀酸痛、延缓更年期。

玉米的故事

可以使用煮熟的玉米，也可以用玉米罐头。市场上销售的玉米汤不仅方便，味道也不错。

玉米土豆牛奶汁

小贴士！
煮一根完整的玉米

把一根完整的玉米煮熟，然后再把玉米粒剥下来榨汁，这种方法非常简单。由于玉米粒的表皮很容易残留在榨汁机里，所以要用榨汁机多榨一会儿。

配方
265

西兰花汁

清除肠内废弃物

材料（2人份）

- 西兰花 2瓣
- 牛奶 400毫升

做法

1. 西兰花用沸水快速地焯一下，或者用微波炉加热。
2. 将西兰花和牛奶放入榨汁机内搅拌榨汁。

关键词——食物纤维

西兰花含有丰富的食物纤维，有助于排便。不仅如此，它还可以排出肠内废弃物，有预防大肠癌的功效。西兰花还含有丰富的维生素。

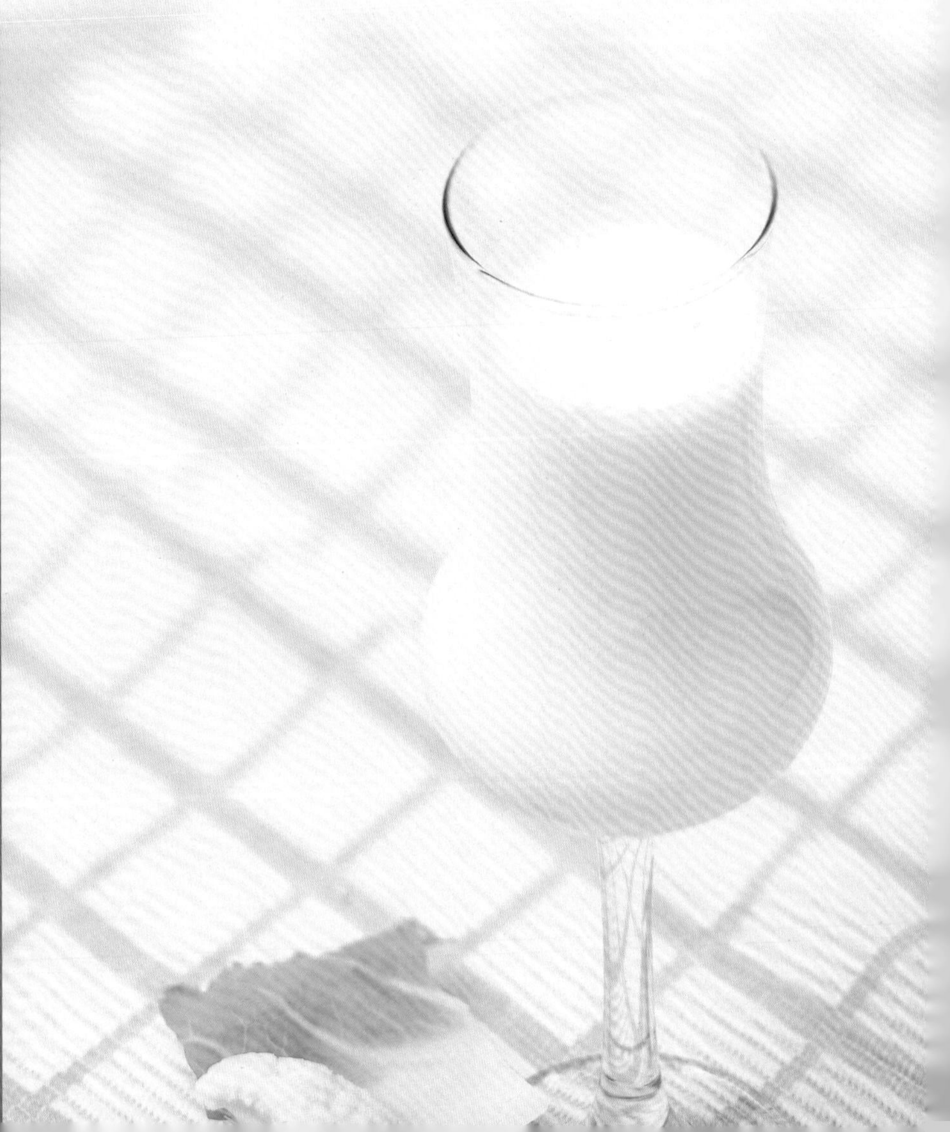

配方
266

菠萝果汁

分解肠内有害物质

材料（2人份）

- 菠萝 2人份
- ※使用新鲜的菠萝

做法

1 将菠萝切成适当大小。
2 把切好的菠萝放入榨汁机内搅拌榨汁。

关键词——菠萝酶

菠萝酶是一种蛋白质分解酶，能分解肠内的有害物质，治疗腹泻和消化不良。

除此之外，菠萝中食物纤维的含量也很丰富，它能吸收肠胃中的水分，治疗腹泻。

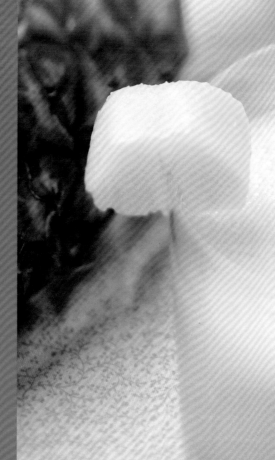

β —胡萝卜素可以转化为维生素

胡萝卜牛奶汁

材料（2人份）

- ●胡萝卜 半根
- ●牛奶 400毫升

※喜欢甜味的朋友，可以添加蜂蜜

做法

① 胡萝卜用沸水快速地焯一下，或者用微波炉加热。
② 然后把胡萝卜切碎。
③ 将胡萝卜和牛奶放入榨汁机内搅拌榨汁。

请注意这种成分！

β-胡萝卜素

β-胡萝卜素进入体内就会转化成维生素A。

维生素A能维持皮肤和黏膜的健康，防止皮肤干燥，增加皮肤的湿润度。

关键词——吸收率

烹饪方法不同，胡萝卜中β-胡萝卜素的吸收率也有差异。

烹饪时使用油能大大提高β-胡萝卜素的吸收率。胡萝卜煎炒过后β-胡萝卜素的消化吸收率最高。

胡萝卜的故事

日本的金时胡萝卜中基本不含有β-胡萝卜素，所以在榨汁时请使用西洋胡萝卜。

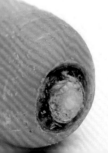

胡萝卜牛奶汁

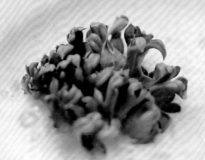

小贴士！
食用胡萝卜皮

胡萝卜皮中也含有丰富的β-胡萝卜素，所以榨汁时，请将胡萝卜连皮一起放入榨汁机中，如果带有胡萝卜叶的话，保健功效会更显著。

彩椒牛奶汁

维生素总动员

材料（2人份）

- ●彩椒（青、红、黄）各一个
- ●牛奶 400毫升
- ※喜欢甜味的朋友，可以添加蜂蜜

做法

① 将彩椒切碎。
② 把彩椒和牛奶放入榨汁机中搅拌榨汁。

请注意这种成分！

维生素C

　　彩椒中含有丰富的胡萝卜素和维生素C，维生素C有很好的美容功效。

　　彩椒中的绿色色素——叶绿素和红彩椒中的红色色素——辣椒红素都有很强的抗氧化作用，能预防癌症。

关键词——红色、黄色

　　和青椒相比，红彩椒和黄彩椒中维生素C和胡萝卜素的含量要高得多。红彩椒和黄彩椒的口味极其甘甜，没有刺鼻的口味，所以它们经常被用来制作沙拉和蔬菜果汁。

彩椒的故事

　　果实成熟后颜色会由绿色变为红色、黄色、橙色等，可根据个人口味和不同用途选择。维生素C易被高温破坏，青椒的营养结构则比较耐高温，不易被破坏。

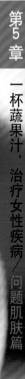

小贴士！
挑选您喜爱的颜色

彩椒有绿色、黄色和红色等。
无论哪种颜色的彩椒都含有丰
富的维生素C，有很好的美容效
果。可以根据个人的颜色喜好
挑选榨汁用的彩椒。

彩椒
牛奶汁

胡萝卜豆浆汁

维生素A和异黄酮

材料（2人份）

- 胡萝卜 半根
- 豆浆 400毫升
※喜欢甜味的朋友，可以添加蜂蜜
※可以按照个人的口味，选择原味豆浆或加工豆浆

做法

① 胡萝卜切碎。
② 把胡萝卜和豆浆放入榨汁机中搅拌榨汁。

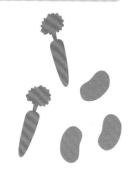

请注意这种成分！

异黄酮

大豆中的异黄酮进入人体后，和女性激素具有相同的作用。所以，它对乳腺癌、骨质疏松等女性特有的疾病具有很好的预防功效。

关键词——女性激素

如果能把雌激素等女性激素调节至平衡状态，女性疾病就能得到很好的改善。

月经结束后，女性体内的雌激素会迅速减少，这时可以补充一些大豆异黄酮。

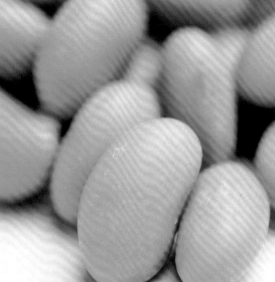

胡萝卜的故事

胡萝卜是一种经常食用的黄绿色蔬菜。市面上有各种各样的胡萝卜果汁出售，可以用来和豆浆搭配制作胡萝卜豆浆汁。

胡萝卜豆浆汁

小贴士！
使用可替代用的豆制品

除了豆浆，我们也可以使用豆腐
或者煮黄豆来做果汁。豆腐和煮
黄豆不仅使用方便，而且它们含
有的大豆异黄酮也非常丰富。

美容果汁
油梨核桃果汁
配方 270

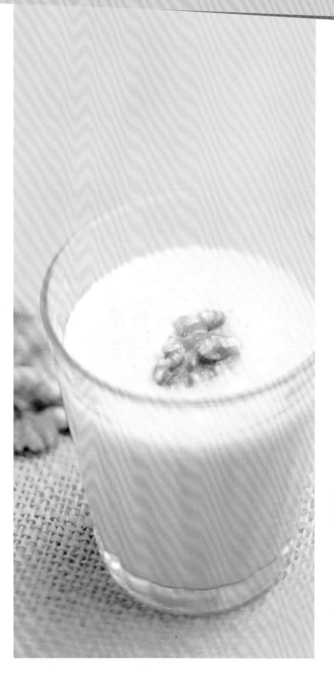

健康小故事

● 保护肌肤和头发，延缓衰老
● 改善贫血和便秘

油梨中含有丰富的维生素E和维生素C。它的营养价值很高，有"森林黄油"之美誉。核桃不仅能美肤，还能消除身体疲劳、延缓衰老。想美容的人快来尝试做这一美味的果汁吧！

快速烹调法

油梨去籽后，用勺子挖取果肉，加入牛奶后，放入榨汁机内搅拌。往榨好的果汁里放入几颗核桃仁，既可以作为点缀，又可以增加营养。

一杯蔬果汁，预防老年疾病

油梨牛奶果汁
…参见第146页

上了年纪后，身体就会自然而然地衰老。细胞死亡会导致身体出现很多症状，比如老眼昏花、皱纹增多、皮肤松弛、斑点浮现、毛发脱落、伤口难以愈合，这些都是身体老化的现象。

虽然不能遏制身体的衰老，但我们能延缓衰老的进程。为了延缓衰老，保持运动、有规律的生活、营养平衡的饮食等这些日常的生活习惯非常重要。

除此之外，摄取能增强身体机能的营养也能够延缓衰老。

随着年龄的增长，要注意提防一些疾病，如中风、骨质疏松、关节疾病、白内障、老年痴呆等等。身体衰老会导致血管"生锈"，为此，要多摄取能减少胆固醇和甘油三酯的食材。除此之外，还要多吃对骨骼生长有好处的异黄酮和钙元素丰富的食物，以及能明目的食物、能增强脑细胞活性的食物。

女性一般在闭经前后因为女性激素失衡，会出现更年期综合征。异黄酮和女性激素作用相似，它对更年期综合征有很好的疗效。

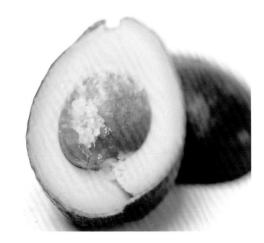

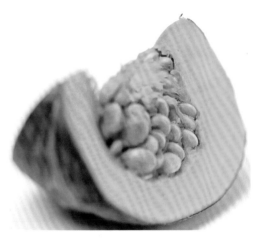

预防老年疾病的25个蔬果汁配方 ㉕

果　汁	材　料	功　效
梅脯木槿果汁	梅脯+木槿茶	预防更年期综合征
豆浆芦荟果汁	豆浆+芦荟果汁	预防更年期综合征
豆浆玫瑰花茶	豆浆+玫瑰花茶	预防更年期综合征
蔓越莓豆浆果汁	蔓越莓+豆浆	预防更年期综合征
石榴果汁	石榴+蜂蜜水	预防更年期综合征
甜瓜梅脯果汁	甜瓜+梅脯+酸奶	预防更年期综合征
苹果豆腐酸奶果汁	苹果+豆腐+酸奶	预防更年期综合征
葡萄豆浆果汁	葡萄+豆浆	预防更年期综合征
西印度草莓木瓜果汁	西印度草莓+木瓜	延缓衰老
番石榴芒果汁	番石榴+芒果	延缓衰老
草莓木瓜果汁	草莓+木瓜	延缓衰老
芦荟牛奶	芦荟+牛奶	延缓衰老
芦荟红茶	芦荟+红茶	延缓衰老
梅醋果汁	梅+黑醋+矿泉水	延缓衰老
红紫苏果汁	红紫苏+醋+矿泉水	延缓衰老
油梨葡萄柚果汁	油梨+葡萄柚	延缓衰老
南瓜洋葱果汁	南瓜+洋葱+矿泉水	延缓衰老
西瓜桃汁	西瓜+桃	延缓衰老
油梨橙汁	油梨+橙汁	延缓衰老
豆浆薄荷茶	豆浆+薄荷茶	预防骨质疏松
小松菜绿茶果汁	小松菜+绿茶	预防骨质疏松
小松菜苹果酸奶	小松菜+苹果+酸奶	预防骨质疏松
豆腐橙汁	豆腐+橙汁	预防骨质疏松
毛豆牛奶果汁	毛豆+牛奶	预防骨质疏松
毛豆苹果汁	毛豆+苹果汁	预防骨质疏松

豆浆蓝莓果汁

异黄酮和花色苷的返老还童术

材料（2人份）

- 豆浆 400毫升
- 蓝莓 八颗

※蓝莓可以用果酱代替。按照个人的口味，可以选择原味豆浆或加工豆浆

做法

① 蓝莓用水洗净。

② 把豆浆和蓝莓放入榨汁机内搅拌榨汁。

请注意这种成分！

异黄酮

大豆中含有丰富的异黄酮。也叫"大豆异黄酮"。它和女性激素有相同的作用，对女性疾病有很好的疗效。

摄取大豆异黄酮能补充体内的雌激素，改善更年期综合征的各种症状。

关键词——更年期综合征

女性激素紊乱，会引起身心不调，出现头痛、焦虑、眼花、腰痛、失眠等症状。雌激素不断减少还会造成卵巢功能下降。

豆浆的故事

豆浆的种类很多，有不添加任何成分的原味豆浆，有加入糖分和脂肪成分的加工豆浆，还有和其他饮品混合而成的豆浆饮料。原味豆浆中的大豆成分最多，其次是加工豆浆和豆浆饮料。

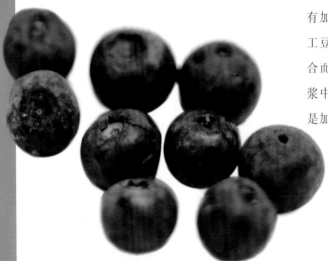

使用可替代用的豆制品

除了豆浆，我们还可以使用豆腐或者煮黄豆来做果汁。豆腐和煮黄豆不仅使用方便，而且它们含有的大豆异黄酮也非常丰富。

豆浆蓝莓果汁

小贴士！
豆浆+酸性物质：
易结块

豆浆是碱性的，加入酸性物质，大豆蛋白质会凝固、结块。

油梨牛奶果汁

维生素E：防止出现褐斑

材料（2人份）

● 油梨 一个
● 牛奶 400毫升

做法

① 油梨去籽，用勺子舀取果肉。
② 把油梨和牛奶放入榨汁机中搅拌榨汁。

请注意这种成分！

维生素E

油梨中含有丰富的维生素E。维生素E有抗氧化作用，能抵御过氧化类脂质对身体的伤害，延缓衰老。

过氧化类脂质和蛋白质结合，会导致皮肤、血管、脏器等组织产生斑块。所以，维生素E还可以防止身体出现褐斑。

关键词——过氧化类脂质

细胞膜若发生氧化作用，会产生过氧化类脂，过氧化类脂如果和脂肪或细胞膜内的蛋白质发生反应，会损害生物膜的功能。

血液中的蛋白质如果被氧化，会导致动脉硬化、肝疾病、肾疾病和糖尿病。

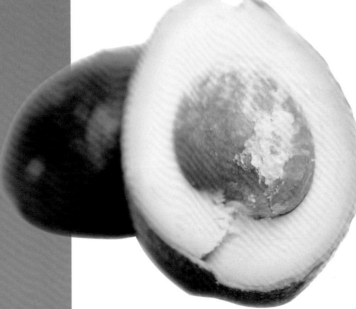

油梨的故事

油梨的品种有很多，比如有西印度油梨、墨西哥油梨、危地马拉油梨等等。中国的油梨主要来自于南方，比如广东、广西、福建、海南、台湾等。

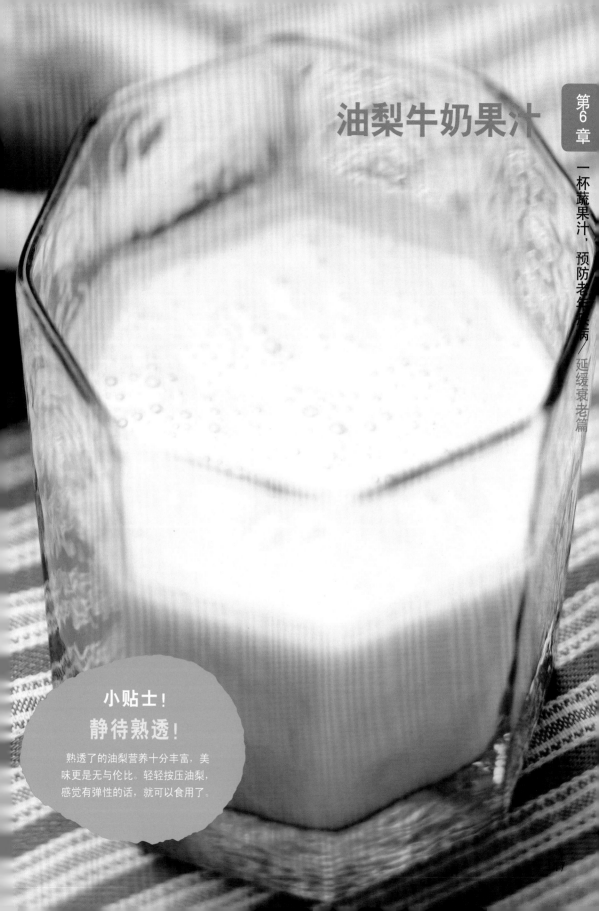

油梨牛奶果汁

第6章
一杯蔬果汁，预防老年疾病／延缓衰老篇

小贴士！
静待熟透！

熟透了的油梨营养十分丰富，美味更是无与伦比。轻轻按压油梨，感觉有弹性的话，就可以食用了。

南瓜牛奶汁

预防衰老，返老还童

材料（2人份）
- 南瓜 一厘米厚的薄片 四片
- 牛奶 400毫升

做法
1. 南瓜用沸水迅速焯一下，或者用微波炉加热。
2. 把南瓜切碎。
3. 把南瓜和牛奶放入榨汁机内搅拌榨汁。

请注意这种成分！

维生素E

维生素E有"预防衰老"和"返老还童"之美誉，可以预防皱纹和褐斑的产生。

除此之外，维生素E还能缓解肩酸、腰痛等症状，对于血液循环不畅通导致的畏寒也有很好的功效。

关键词——抗氧化作用

β-胡萝卜素、维生素C和维生素E都有很强的抗氧化作用，这三种营养素在南瓜中的含量十分丰富。由于加热之后这些营养更容易吸收，所以请先把南瓜加热之后，再放入榨汁机中。

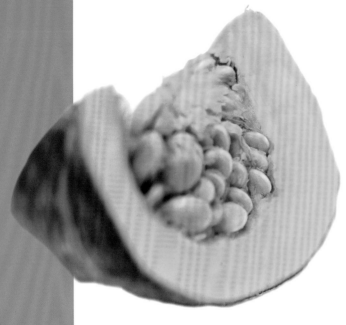

南瓜的故事

南瓜有"日本南瓜"和"西洋南瓜"两种。日本南瓜形状扁平，表面的沟棱凹凸不平。它的特点是味道清淡，有黏性，不容易煮烂。西洋南瓜和日本南瓜不同，表面的沟棱较为平缓。西洋南瓜由于糖分较多，口味甘甜，又被人称为"栗子南瓜"。

南瓜牛奶汁

小贴士！
选用西洋南瓜

请选用糖分较多、营养丰富的西洋南瓜，
或使用市场上卖的南瓜汤。

配方
299

芝麻番茄汁

为身体重新注入活力

材料（2人份）

● 番茄 四个（中等大小）
● 芝麻 一大匙
※熟芝麻、芝麻粉、芝麻酱等皆可

做法

① 在番茄的表面切开一个口子，用沸水烫一下。
② 剥去番茄的表皮。
③ 将番茄切成大块。
④ 把番茄和芝麻放入榨汁机内搅拌榨汁。

关键词——木质素和番茄红素

芝麻中含有木质素，番茄中含有番茄红素。它们都有强抗氧化作用，能去除体内的老化物质，为肌肤、内脏和大脑增添活力。

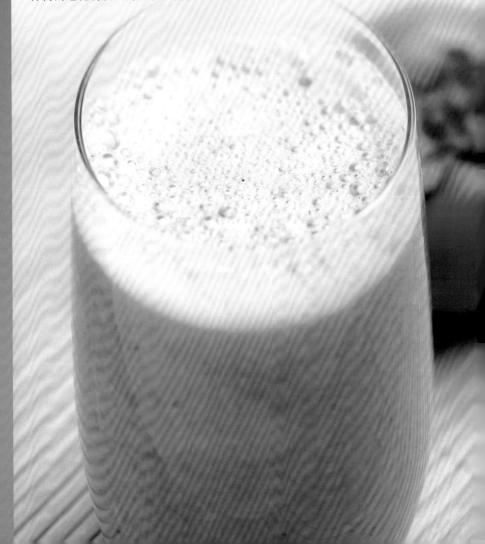

配方
300

抹茶牛奶汁

抹茶粉中的儿茶酚

材料（2人份）

- 牛奶 400毫升
- 抹茶粉 2小匙

※使用市场上卖的抹茶粉或自己用绿茶磨成的粉都可以

做法

1. 把抹茶粉和牛奶放入榨汁机。
2. 搅拌。

关键词——儿茶酚

抹茶是茶叶用石磨碾磨而成的粉末，它保留了茶叶中丰富的儿茶酚和维生素。用抹茶制作果汁时，可以添加牛奶，也可以使用酸奶和冰淇淋。

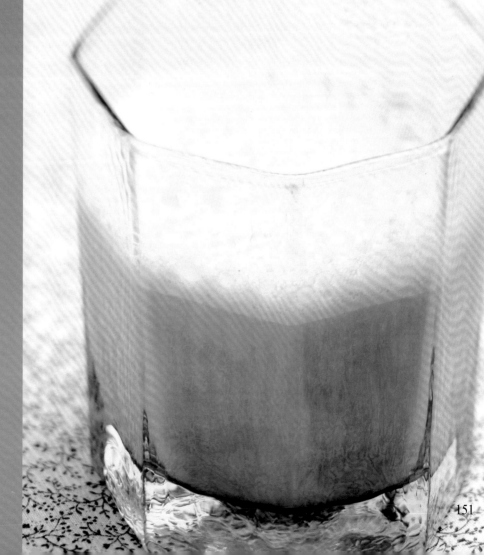

豆浆可可汁

含有丰富的钙

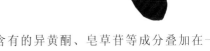

材料（2人份）

● 豆浆 400毫升
● 可可粉 两大匙
※可以按照个人的口味，选择原味豆浆或加工豆浆

做法

① 把豆浆放入榨汁机。
② 再把可可粉加入榨汁机中。
③ 搅拌。

请注意这种成分！

多酚的双重功效

可可中含有的可可多酚和豆浆中含有的异黄酮、皂草苷等成分叠加在一起能发挥双重健康功效。

豆浆中的异黄酮能改善疏松的骨密度，对骨质疏松有很好的疗效。

关键词——可可

市场上卖的可可类食品很多，例如，以豆浆为原料生产的可可类食品有豆浆可可，还有用黑豆制作的黑豆可可。我们可以多利用这些市场上卖的商品哦。

可可的故事

巧克力里含有可可，用巧克力代替可可粉也可以高效获取可可多酚。

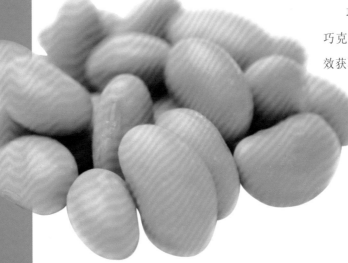

豆浆可可汁

小贴士！
热可可：令人期待的口感

想喝热饮的时候，可以把可可粉加入煮沸的豆浆中搅拌即可。热饮做好后放入冰箱中冷藏，可以随时取出饮用。

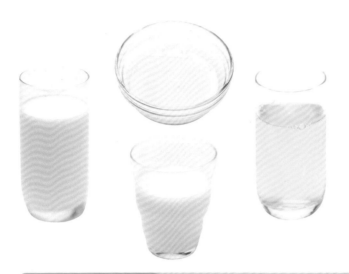

制作果汁的时候可以按照个人的喜好，把对身体有益的食材组合起来使用。接下来，我们就来尝试各种食材的组合吧！（水分不足的时候，可以加入矿泉水、牛奶、豆浆、酸奶、茶等）

水果+水果

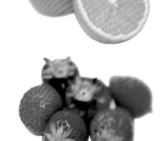

橙子+李子
橘子+西瓜
葡萄柚+甜瓜
草莓+西瓜
蓝莓+枇杷
蔓越梅+橙子
覆盆子+橘子

甜瓜+香蕉
西瓜+苹果
李子+葡萄
桃+菠萝
樱桃+苹果
葡萄+梨
苹果+山竹
梨+木瓜

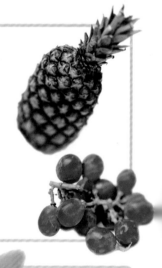

水果+蔬菜

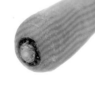

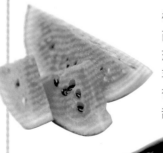

橙子+冬瓜
西瓜+芜菁
菠萝+萝卜
苹果+秋葵
葡萄+番茄
甜瓜+菊苣

桃+菠菜
梨+黄瓜
草莓+茄子
蓝莓+卷心菜
樱桃+胡萝卜

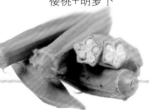

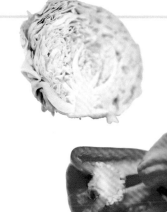
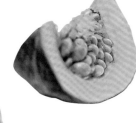

蔬菜+蔬菜
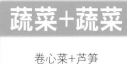

卷心菜+芦笋

白菜+西芹

莴苣+红薯

菊苣+番茄

西兰花+黄瓜

西兰花+小松菜

芦笋+土豆

西芹+蓬蒿

菠菜+小松菜

水晶菜+黄瓜

洋葱+南瓜

黄瓜+番茄

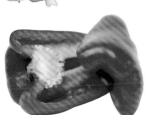
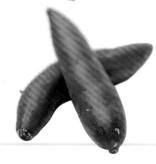
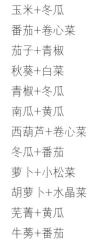
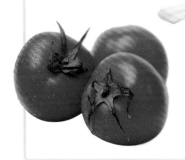

玉米+冬瓜

番茄+卷心菜

茄子+青椒

秋葵+白菜

青椒+冬瓜

南瓜+黄瓜

西葫芦+卷心菜

冬瓜+番茄

萝卜+小松菜

胡萝卜+水晶菜

芜菁+黄瓜

牛蒡+番茄

水果+蔬菜

姜黄

芝麻

大蒜

柠檬

酸橙

柚子

生姜

添加一些调味的食物，功效迅速上升，赶快来尝试吧。

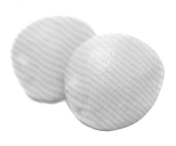
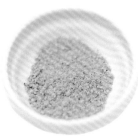
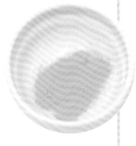

附录：推荐几款热门居家榨汁机

飞利浦HR1861

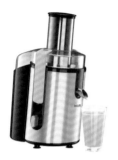

主要功能：榨汁

产品功率：700W

产品特性：无须预先切块；
超大加料管可容下整个水果和蔬菜；
快速榨汁；
美味、工序简单的配方；
清洁快捷方便。

九阳榨汁机JYZ-8A

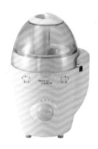

主要功能：榨汁

产品功率：250W

其他性能：九阳榨汁机JYZ-8A，健康耐用，时尚单按
钮微动开关，不锈钢过滤网，使用轻松方
便。电机温控保温，使用寿命长。

美的JE701AB

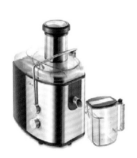

主要功能：榨汁

产品功率：220W

产品特性：专业榨果汁，高出汁率，出汁率提高30%；
超静音设计，噪音降低20%；
专利榨汁防尘技术，纯净果汁，呵护健康；
超大口径加料口，水果免切块，轻松即享；
进口直流电机，寿命长久，马力强劲；
自动抽拉线盘；
双重安全保护。

西贝乐SQ2128

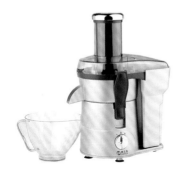

主要功能：榨汁

产品功率：400W

产品特性：进料口径达74毫米，可将整个水果放入；
钨锰合金刚刀片盘，采用离心原理，出汁
率高；
使用进口不锈刚滤网，自动排渣，清洗方便，
经久耐用。

苏泊尔SL200E1

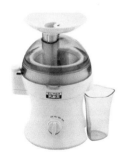

主要功能：榨汁

产品功率：280W

其他性能：优质不锈钢刀具，保证原汁原味，出汁更多；
连锁保护装置，安全无意外；
三种转速模式，快慢随心调，操作更简便；
隐蔽式电源线，存放方便；
防滑机座，确保操作方便。

德尔JC611-6

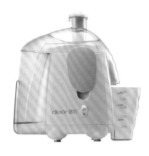

主要功能：榨汁

产品功率：600W

产品特性：造型简洁，美观大方。部件可拆卸设
计避免卫生死角，清洗方便快捷。

灿坤榨汁机TSK-981C

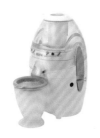

主要功能：榨汁

产品功率：160W

产品特性：体形小巧，色彩时尚，装点您的家居生活；

安全启动系统，具有双安全开关装置，使用
更放心；

双螺旋线锐利铰刀；

超强马力；

随机配送过滤果汁杯；

收线装置，储藏更方便。

君莱克K-6100

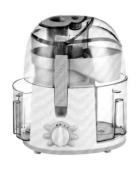

主要功能：榨汁

产品功率：260W

产品特性：食品级环保塑料，无毒、无味；

多种调速方式，随心使用；

内置式微动开关，确保安全使用；

部件可拆式设计，清洗方便；

优质强力电机，过热自动断电保护；

出汁快，出汁率高，汁、渣自动分离。

乐米高N-900C

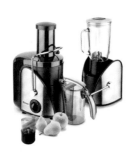

主要功能：榨汁、搅拌、料理、干磨

产品功率：900W

产品特性：时尚外观设计大方美观

大功率高转速电机，带过热保护；

高效率，省时、节能，使用寿命长；

低噪音，特别设计的开关安全锁，多重
保护；

80毫米特大进口料，2升果渣桶，1升隔
泡沫果汁杯；

所有与食物直接接触的塑料部件均是食
用级塑料，使用安全可靠。

双狐BF-Z450A

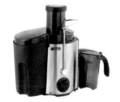

主要功能：榨汁

产品功率：450W

产品特性：超大功率不锈钢榨汁机，适用于整个水
果和蔬菜；

超大果蔬入口适用于整个水果和蔬菜榨
汁，无须预先切块，节省您宝贵的时
间。简便、快捷，体验前所未有的绿
色健康生活。

霈宸PC700

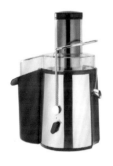

主要功能：榨汁

产品功率：700W

产品特性：大容量果渣桶装卸方便，保证榨汁机
连续运转，一次榨取最多果汁；

快速制动系统可确保您的人身安全。
关掉开关后，刀片会在短时间内完全
静止；

所有部件都可用洗碗机清洗，省时省力。

莱檬HR-650

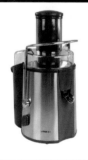

主要功能：榨汁

产品功率：700W

产品特性：欧式一体化设计风格，商务领航级专业
榨汁功能；

不锈钢材质的机身面板；

加粗不锈钢合金手提杆，性能更稳定，
移动更方便。

沃尔姆斯SG260-A

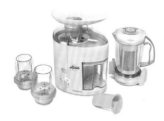

主要功能：豆浆、刨冰、果汁、研磨、榨汁

产品功率：260W

产品特性：双重锁定安全系统，防意外开关；

透明上盖，一目了然；

可分离部件，容易清洗。

图书在版编目（CIP）数据

让榨汁机成为你的药房 / （日）蒲原圣可著; 殷环宇译. — 杭州: 浙江
科学技术出版社, 2011.5（2018.8重印）

ISBN 978-7-5341-4079-2

Ⅰ.①让… Ⅱ.①蒲… ②殷… Ⅲ.①蔬菜—饮料—
食物疗法②果汁饮料—食物疗法 Ⅳ.①R247.1

中国版本图书馆CIP数据核字（2011）第066909号

著作权合同登记号 图字：11-2010-80号

原书名：飲んで治す!! 2分でできる健康ジュース症状別レシピ３５０

NONDE NAOSU!! NIFUN DE DEKIRU KENKOU JUICE SHOUJOU BETSU RECIPE 350

© 2008 by Nitto Shoin Honsha Co., Ltd.

Original Japanese edition published in 2008 by Nitto Shoin Honsha Co., Ltd.

Simplified Chinese Character rights arranged with Nitto Shoin Honsha Co., Ltd.

Through Beijing GW Culture Communications Co., Ltd.

让榨汁机成为你的药房

作 者	（日）蒲原圣可		
译 者	殷环宇		
责任编辑	王巧玲	封面设计	烟雨
出版发行	浙江科学技术出版社	地 址	杭州市体育场路347号
电子信箱	sd@zkpress.com	邮 编	310006
经 销	全国各地新华书店		
印 刷	北京和谐彩色印刷有限公司		
开 本	880×1230 1/16	印 张	10
字 数	100 000	版 次	2011年6月第1版
定 价	39.80元	印 次	2018年8月第4次
书 号	ISBN 978-7-5341-4079-2		

版权所有 翻版必究

（本书出现倒装、缺页等印装质量问题，本社负责调换）